Hans-Ulrich Grimm
DER BIO-BLUFF

Hans-Ulrich Grimm

DER BIO-BLUFF

Der schöne Traum
vom natürlichen Essen

3., neu bearbeitete und ergänzte Auflage

S. Hirzel Verlag Stuttgart

Ein Markenzeichen kann warenrechtlich geschützt sein, auch wenn ein Hinweis auf etwa bestehende Schutzrechte fehlt.

Bibliografische Information der Deutschen Nationalbibliothek: Die Deutsche Nationalbibliothek verzeichnet diese Publikation in der Deutschen Nationalbibliografie; detaillierte bibliografische Daten sind im Internet über http://dnb.d-nb.de abrufbar.

ISBN 978-3-7776-1796-1

Jede Verwertung des Werkes außerhalb der Grenzen des Urheberrechtsgesetzes ist unzulässig und strafbar. Dies gilt insbesondere für Übersetzungen, Nachdruck, Mikroverfilmung oder vergleichbare Verfahren sowie für die Speicherung in Datenverarbeitungsanlagen.

3., neu bearbeitete und ergänzte Auflage 2010
2., völlig neu bearbeitete und ergänzte Auflage 2002 unter dem Titel *Alles bio oder was?*
1. Auflage 1999

© 2010 S. Hirzel Verlag
Birkenwaldstraße 44, 70191 Stuttgart
Printed in Germany
Einbandgestaltung: deblik, Berlin unter Verwendung eines Fotos von Meddy Popcorn – Fotolia.com
Druck & Bindung: Kösel, Krugzell

www.hirzel.de

Inhalt

1. Die Eierfälscher GmbH 9
Konjunktur für Bio-Betrüger
Der Bio-Putenkönig war leider ein Betrüger | Die ahnungslosen Hühnerbarone | Weshalb der Staatsanwalt manchmal machtlos ist | Bio-Bluff auf dem Oktoberfest | Wie glücklich sind die Bio-Hühner von Aldi? | 100 Millionen Öko-Eier für Rewe – jedes Jahr | Phantombauernhof als Marketing-Clou

2. Mondphase sowieso 27
Die Vorzüge der Naturkost
Ratten würden Öko kaufen | Ist Naturkost wirklich gesünder? | Wie ein Wiener Professor nach dem Licht im Steak sucht | Demeter: Mit wundersamen Methoden zu mehr Geschmack | Öko in Massen: Wie gut ist die Möhre aus dem Supermarkt? | Bioköstler sind fruchtbarer – und leben billiger

3. Dunkle Ställe 39
In den Grauzonen der Lebensmittelproduktion
Tricks mit Trauben: Proseccofälscher linken Aldi-Kunden | Die Schleichwege der Fleischmafia ins Supermarktregal | Chinesischer Honig: süß mit leicht giftiger Note | Verbotene Gifte im Bodensee-Obst | Schneller altern: Superprofite mit betrügerischem Weinhandel

4. Süßer Mist 49
Die Hochrisiko-Landwirtschaft
Offene Wunden und eine schleichende Persönlichkeitsveränderung: die Wirkung der rätselhaften Algen | Störung im Gehirn: Auf dem Lande leiden die Kinder | Millionen von Schweinen sinnlos getötet | Die Hamburger-Epidemie in Amerika | Bienen werden vor dem Gift gewarnt, die Menschen nicht

5. Attraktive Branche 65
Der weltweite Bio-Boom
Öko rund um den Globus | Wo sitzen die schlimmsten Bio-Bluffer? | Die Hälfte der Proben aus der Türkei war getürkt | Zu schön, um wahr zu sein: Bio-Fenchel aus Holland | Brezel mit Glamour: Naturboom in Hollywood | Mit dem Bio-Importeur unterwegs: Wie ehrlich sind Chinesen?

6. Du darfst 77
Blendende Geschäfte mit Natur-Image
Wo grunzt das Schwein für Edeka? | Wie Rentner Haberditzl vergeblich nach glücklichen Kühen suchte | Die Mogelmarken der Agro-Industrie | Erfolg mit Schweinen: die Schlitzohren aus Schwäbisch Hall | Unilever: Etikettenschwindel, ganz aus Versehen

7. Grüne Hölle 89
Zoff in der Szene
Big Business in Bio: Kolchosen im Osten, Plantagen in Brasilien | Weshalb unter Brauern der Bier-Krieg ausbrach | Bio-Bluff bei Chiquita | Supermarktkunden auf den Barrikaden: Alle kämpften gegen Lidl | Die Schizophrenie der Bewegung | Dicke Brüste: Gegen die Perversionen der Putenindustrie

8. Krumme Früchte 107
Das große Bio-Business
Ein Bio-Hof mit 140 000 Hühnern | Die Abschaffung der Jahreszeiten: Öko-Äpfel aus Argentinien | McDonald's macht auf Öko | Seltsame Welt: Der Kunde will mehr zahlen, und keiner nimmt das Geld | Öko aus dem Supermarkt und die Gesetze des Food-Handels

9. Flink kloppen 119
Die Industrialisierung der Naturkost
Wie gut sind die Bio-Babybreie von Hipp? | Vitaminschwund beim Öko-Kartoffelpüree | Neu von Maggi: Natur aus der Tüte | Der Streit um das Aroma | Suppen-Bluff bei Rapunzel: Wo wächst eigentlich Hefeextrakt? | Bio-Semmel und Biodiesel: Neues von der Tankstelle

10. Wollige Teige 131
Bio-Bluff in der Bäckerei
Wie rein sind die Plunder vom Großbäcker Kamps? | Peinlich: Zusatzstoffe im Öko-Brot aus Bayern | Weshalb Bäcker auf ihr eigenes Brot manchmal allergisch reagieren | Auch Ökos lieben Maschinen | Hightech-Enzyme im Bio-Croissant von Aldi | Wie weit darf das Bio-Brot reisen?

11. Der Duft des Dorfes................................. 145
Die Zukunft der Natur
Gentechnik und Bestrahlung für Bio-Produkte? | Monsantos missionarischer Eifer für Hightech-Nahrung | Pestizide und der Massenselbstmord von 150 indischen Bauern | Der Kampf zweier Linien | Wie sieht sie aus, die Zukunft der Welternährung?

Literatur.. 167
Anhang: Echt Bio. Was ist was im Bio-Land? 169
Register 175

1. Die Eierfälscher GmbH

Konjunktur für Bio-Betrüger

Der Bio-Putenkönig war leider ein Betrüger | Die ahnungslosen Hühnerbarone | Weshalb der Staatsanwalt manchmal machtlos ist | Bio-Bluff auf dem Oktoberfest | Wie glücklich sind die Bio-Hühner von Aldi? | 100 Millionen Öko-Eier für Rewe – jedes Jahr | Phantombauernhof als Marketing-Clou

Kein Huhn, nirgends. Zwar fließt ein Bächlein hier, ein bisschen Grün gibt es auch an seinen Ufern und ein paar Bäume. Aber eine hühnerfreundliche Umgebung ist das nicht, so mitten in der Stadt, schräg gegenüber der Oper. Dieser Büropalast hier am Bächlein wäre auch nicht die richtige Behausung für das arme Tier, es könnte ja rutschen auf dem glatten, steinernen Boden oder den Schnabel anschlagen an den gläsernen Wänden. Hühnerleitern gibt es nicht, nur Treppen und einen Fahrstuhl.

Hier leben keine Hühner. Hier gibt es keine Eier. Und dennoch wurden sie millionenfach geliefert an deutsche Supermärkte, Eier von glücklichen Hühnern, von diesem Absender im elsässischen Mulhouse, Allee Nathan Katz, Nummer 12. Sie kamen natürlich nicht direkt von hier, und sie gingen auch nicht direkt an die Supermärkte. Denn es sind manchmal merkwürdige, verschlungene Wege, die zum Verbraucher führen, an seinen Frühstückstisch. Das hat damit zu tun, dass die Verhältnisse nicht mehr ganz einfach sind heutzutage, was sich schon an so etwas Simplem zeigt wie einem Ei. Der Frühstücker möchte reinen Gewissens sein Ei aufschlagen, wünscht den Hühnern alles Gute und kauft deswegen vorzugsweise Eier, die von möglichst glücklichen Erzeugern stammen, also irgendwie bio sind.

Das Problem ist nur, dass es von den richtig glücklichen Hühnern nicht sehr viele gibt. Und diese wenigen legen auch nicht jene Millionen von Eiern, die die Herren der Supermärkte an ihre Kunden gern verkaufen möchten.

Glücklicherweise aber gibt es Menschen, die die Herren der Supermärkte vor so einer peinlichen Situation bewahren. Engelbert Homann ist so einer, Eierhändler aus dem westfälischen Metelen. Engelbert Homann war Inhaber einer Firma namens Alsovo, die logierte in jener Allee Nathan Katz im elsässischen Mulhouse fernab aller Ställe. Und Engelbert Homann sorgte dafür, dass die begehrten Eier auch dann in die Supermärkte kamen, wenn es eigentlich keine gab. Nun muss ein Eierhändler natürlich nicht immer mit seinen Hühnern zusammenleben. Ein Autohändler baut seine Wagen ja auch nicht im Laden zusammen, eine Boutique lässt auch nicht Jil Sander und Karl Lagerfeld im Hinterzimmer schneidern. Nur: Wenn ein Autohändler einen Wagen mit dem Stern verkauft, dann sollte der auch von Mercedes stammen, wenn die Boutique ein Kleid von Jil Sander feilbietet, dann vertraut die Kundin aufs authentische Design. Im Falle von Engelbert Homann war das Glück der Hühner nicht immer so ganz sicher. Er verkaufte zwar millionenfach Eier von freilaufenden Hühnern oder solchen in Bodenhaltung, und die Kunden von Kaufhof, von Rewe, Metro oder Karstadt erwarben sie in gutem Glauben an das Glück auf kleinen Höfen. Doch die glücklichen Hühner waren ein Phantom.

Homann war ein Eierfälscher. Er hatte ein internationales Imperium aus Phantombauernhöfen und Briefkastenfirmen aufgebaut und verwandelte mit getürkten Lieferscheinen und gefälschten Rechnungen millionenfach Quäl-Eier in alternative Qualitätserzeugnisse. Wegen 81 Millionen Stück erhob die Staatsanwaltschaft Anklage. 18 Millionen Schwindel-Eier konnten ihm vor Gericht eindeutig nachgewiesen werden. Er wurde dafür vom Amtsgericht in Rheine zu eineinhalb Jahren Gefängnis auf Bewährung verurteilt. Ein Kompagnon erhielt ein halbes Jahr auf Bewährung. Das war im Jahre 1996.

Eine Landpartie auf der Suche nach den Hühnern bietet auch Jahre danach immer noch Überraschungen.

Eierfälscherei ist ein einträgliches Geschäft, darum stoßen Medien und mitunter Strafverfolger immer wieder auf größere und kleinere Betrüger.

Mehrfach reisten zum Beispiel Medienleute und Aktivisten der Tierschutzorganisation Peta ins ostdeutsche 7000-Einwohner-Städtchen Bestensee, eine halbe Autostunde südlich von Berlin. Dort sollten die Freilandhühner des Eierkonzerns Landkost leben. Landkost gehört mit einer Milliarde Eiern pro Jahr und 3 Millionen Legehennenplätzen zu den Großen der Branche. In den Baracken dort fanden sich zwar Hunderttausende von Hühnern – kein einziges aber im Freien. Die Eierfirma begründete dies mit der damals – im Jahre 2008 – geltenden Stallpflicht wegen der Vogelgrippe und nannte die Vorwürfe eine »Seifenblase«.

Was ist wahr, was ist gelogen? Schwer zu entscheiden. Skepsis und Misstrauen sind angezeigt. Zumal der normale Eierkäufer im Supermarkt kaum Möglichkeiten hat, das Glück der Hühner zu überprüfen.

Ein Besuch bei den Hühnern, die uns das Frühstücksei liefern, ist leichter geworden: dank Internet. Manchmal picken die Hühner tatsächlich munter herum, und sie sehen eigentlich ganz glücklich aus. Zum Beispiel jene, die die Eier mit dem Code NL-4267102 tragen. Eier mit dem Bio-Siegel von Aldi.

Bio vom Billigst-Händler?

Die Seite www.was-steht-auf-dem-ei.de nennt den Hof, er gehört Jan Hendrik Middendorp, liegt in Holland, auf dem Lande bei der Ortschaft Kootwijkerbroek, eine Autostunde östlich von Amsterdam. Es ist eine idyllische Gegend, weitläufig, flach, mit Bäumen, Wiesen, Hecken.

Kleine Häuser, rot geklinkert, Blumenrabatten, Rasen. Bauernhöfe, bei denen im Garten mal eine Ziege steht, ein Schwein oder ein Sattelschlepper. Es sieht mitunter idyllisch aus, doch es ist eine hochprofessionelle Landwirtschaft, die sie hier treiben. Ein Stückchen weg von der Straße liegt der Hof, der für Aldi liefert. Ein paar Autos stehen hinterm Haus herum, ein Mädchen spritzt seinen Motorroller mit dem Schlauch ab. Hinten schieben Männer eine Palette mit Eiern aus der Halle. Dahinter picken weiße Hühner, kopfnickend, auf der Wiese. Auf den ersten Blick sehen sie wirklich glücklich aus, die Hühner, die die Bio-Eier für Aldi legen sollen.

Ein Mann kommt auf uns zu. Stämmig. Gummistiefel, Mütze. Er wirkt unwirsch. Keine Fotos, signalisiert er. Die Verständigung ist nicht ganz leicht, er spricht nur holländisch, kein Englisch, kein Deutsch. Immerhin, so viel ist zu erfahren: Er produziert Bio. Zur Zeit hat er 5000 Hühner. Insgesamt sind es bald 16 000. Seine Kinder heißen Ardjan, Klara, Wim, sie helfen ihm auf dem Hof.

So weit, so gut. 5000 Hühner, das ist noch bäuerlich zu nennen. Selbst 16 000 sind noch keine Eierfabrik. Bio, sagt er, sei alles bei ihm. Es gibt keinen Grund, daran zu zweifeln.

Wir würden ihm gern vertrauen. Es fragt sich nur, ob Jan Hendrik Middendorp, Kootwijkerbroek, eine Autostunde östlich von Amsterdam, mit seinen Hühnern alle Eier für Aldi produzieren kann. Oder ob es noch andere Produzenten gibt. Wo? Wie viele?

Wie viele Eier verkauft Aldi eigentlich?

Bei Aldi gibt es darauf keine Antwort. »Wir bitten Sie um Verständnis, dass wir Ihre Fragen nach Umsatzmengen und -anteilen sowie nach den Lieferanten unserer Bio-Produkte aus grundsätzlichen Erwägungen nicht beantworten möchten«, teilt Aldi Süd auf Anfrage mit. Die Firma ist traditionell sehr schweigsam. Das ist ja auch ihr Recht. Und die Kunden vertrauen der Firma offenbar voll und ganz.

Wer Bio aus dem Supermarkt kauft, braucht viel Vertrauen, muss ganz fest an die Ehrlichkeit der Händler glauben und an die Moral ihrer Lieferanten. Leider wird gerade dieses Vertrauen immer wieder auf eine harte Probe gestellt.

Zwar gibt es jetzt diese Code-Nummern auf dem Ei, die die Suche nach den Hühnern erleichtern soll, doch Tierschützer behaupten, die Eierbarone würden diese Code-Nummern dreist fälschen. Das ist zwar schwer nachzuweisen, doch möglich – angesichts der kriminellen Energie, die in der Branche bisweilen herrscht.

Der Bio-Bluff hat viele Gesichter.

Die Eierfälscher gehören ganz sicher dazu, die mit viel krimineller Energie den Leuten falsche Ware unterjubeln. Oder Bauern, die heimlich Gift versprühen. Gegen Bio-Regeln verstoßen. Oder die Bio-Tütensuppe. Ist die denn noch echt Öko? Brühwürfel? Wie sieht es mit Zusatzstoffen und Chemikalien aus? Die mögen erlaubt sein, aber natürlich sind sie nicht.

Es gibt Grauzonen und Grenzfälle. Zum Beispiel, wenn Tiere zu Tausenden in großen Ställen gehalten werden? Das mag gesetzesgerecht sein und den Richtlinien entsprechen, doch trifft es nicht das, was die Leute sich unter Bio vorstellen.

Die Bio-Äpfel aus Neuseeland und Argentinien. Da mögen die Experten laut vorrechnen, die Klimabilanz sei auch nicht schlechter als beim deutschen Apfel aus dem Kühlhaus. Irgendwie bleibt die Skepsis. Oder jene Bio-Erdbeeren aus Spanien, für die die Bauern illegale Brunnen graben und so blühende Landschaften in Wüste verwandeln, weil die deutschen Supermärkte nach Bio-Ware schreien und alles tonnenweise aufkaufen.

Bio als Landschaftszerstörer?

Vielfach wird der Erfolg, der Bio-Boom, zum Totengräber der Ideale. Es ist ja schön, wenn auch Supermärkte, ja Discounter wie Lidl und Aldi Bio anbieten. Doch wenn sich die Massentierhaltung auch bei Bio ausbreitet, wenn Eier und Karotten quer durch Europa reisen, Kartoffeln und Äpfel um die halbe Welt, dann hat das nicht mehr viel mit der reinen Lehre zu tun.

Die reine Lehre – eine Vorstellung aus der Steinzeit, die auf den Müllhaufen der Geschichte gehört? Oder unverzichtbar für die Identität der Branche und die Unverwechselbarkeit der Produkte? Je bedeutender der Öko-Markt wird, umso wichtiger wird die Frage nach dem Profil und dem Charakter der Produkte. Denn wenn es Bio-Brötchen an jeder Tankstelle gibt, und die genau so schmecken wie die üblichen Chemie-Teiglinge, dann wird niemand mehr bereit sein, einen Bio-Aufschlag zu bezahlen, den Bio-Aufschlag für das Plus an Natur.

Wie viel Natur steckt noch in Bio? Und wie viel Bluff?

Je erfolgreicher die Naturköstler ihr Business betreiben, desto schwieriger wird es, die Grenzen klar zu ziehen. Es gibt sogar verdiente Helden der Branche, die in den Verdacht des Bio-Bluffs geraten.

So wie Claus Hipp, der freundliche ältere Herr, der mit seinem Namen für die Qualität seiner Babynahrung bürgt. Das weiß, dank vieler Werbemillionen, jede Mutti im Land. Er verdankt seinen Erfolg auch seinen Pioniertaten in Bio, weil immer mehr Eltern wollen, dass die Nahrung fürs Kind absolut clean ist.

Aber ist clean denn noch natürlich? Ist es gut, wenn die Leute nicht mehr kochen für die Kleinen, sondern sterile Karotten aus dem Gläschen löffeln lassen, die auch noch aus fernen Landen herangekarrt wurden?

Der Herr Hipp verbreitet unverdrossen sein Öko-Credo, und die Zeitungen drucken es ehrfürchtig ab: »Wir machen Bionahrung schon seit 50 Jahren. Ich bin immer überzeugt gewesen, dass wir ein möglichst reines Produkt brauchen. Ich bin da sehr strikt. Wenn wir Rohstoffe und Ingredienzien nicht für würdig befinden und diese nicht aus dem ökologischen Anbau stammen, kommen sie nicht in unsere Produktion.«

So sprach der Herr Hipp in der *Frankfurter Allgemeinen Zeitung*. Klar, dass er deshalb auch ein entschiedener Gegner der Gentechnik ist. So etwas hören die Leute gern. Und kaufen ihm dann praktisch blind alles ab, auch Bluff-Produkte wie jenen sogenannten »Früchte-Tee«, der keine Spur von bio ist, kaum einen Hauch von Natur enthält und auch praktisch keine Früchte, stattdessen nur chemisches Aroma. Rosa Granulat mit üblem chemischem Geruch. Ein Wunder, dass die Leute das nicht an Herrn Hipp zurückschicken und ihr Geld zurückfordern und dazu Schadensersatz für Geschmacksverirrung beim Kind. Natürlich ist das legal, kein richtiger Betrug. Es ist vielleicht nur geschicktes Marketing unter der Bio-Flagge, durch das auch nebenbei allerlei Kunst-Nahrung die Bio-Aura verliehen wird.

Ganz anders im Falle des Eierfälschers Homann.

Engelbert Homann war ein besonders professioneller Akteur im größten Eierfälscher-Skandal, den die Republik je gesehen hat. Aus den Daten beschlagnahmter Dokumente errechneten die Ermittler, dass damals vermutlich noch viel mehr Schwindel-Eier in den Handel gelangt waren. Insgesamt 980 Millionen Eier standen unter Schwindel-Verdacht.

Der Betrug im Falle Homann war aufgeflogen, als südbadische Beamte bei einem Kontrollgang merkwürdige Entdeckungen machten. Sie überprüften eine Lagerhalle in Ottersweier, einem kleinen Ort am Fuße des Schwarzwaldes, ganz in der Nähe von Baden-Baden. In dieser Lagerhalle werden Eier in großen Mengen angeliefert, verpackt und überall im deutschen Südwesten an Supermärkte ausgeliefert: eine sogenannte Packstelle, von denen es Dutzende gibt in der ganzen Republik. Zwischen diesen Packstellen karren Lastwagen die Eier hin und her. Je nach Bedarf werden die Erzeugnisse diverser Hühnerfabriken zusammengelegt und weitervertrieben. Mitunter ist es deshalb nicht ganz einfach festzustellen, woher die Eier denn nun wirklich kommen.

Diese Erfahrung mussten auch südbadische Beamten machen, Kontrolleure vom Regierungspräsidium in Karlsruhe. Als sie jene Lagerhalle in der Hägenichstraße 7 aufsuchten, im Industriegebiet am Rande des Städtchens Ottersweier, begann unerwartet eine aufwändige Recherche. Dort schieben Gabelstapler Paletten mit Eierkartons in Lastwagen, die mit schönen Fotos geschmückt sind mit glücklichen Hühnern und der Aufschrift »Freilandhaltung«. Doch bei der Suche nach diesen frohen Hennen griffen die Kontrolleure zunächst einmal ins Leere. Sie hatten sich Lieferdokumente und Rechnungen vorlegen lassen, auf denen waren auch die Erzeugerbetriebe genannt: die Farm Eppelborn beispielsweise in 66571 Eppelborn, Veltrup 97. Oder die Farm Hornbach, Am Bach 19, in 66500 Hornbach. Als die badischen Beamten bei den zuständigen Kollegen im Saarland und in Rheinland-Pfalz nachfragten, zeigte sich jedoch, »dass diese Betriebe überhaupt nicht existierten und dass es sich hierbei um rein fiktive Anschriften handelte«, wie sie hernach in einem Vermerk festhielten.

Ähnliche staunenswerte Tatsachen fanden staatliche Ermittler auch in Niedersachsen und Nordrhein-Westfalen heraus. Sie stießen auf den internationalen Eierschieberring, in dem Engelbert Homann laut Urteil des Amtsgerichts Rheine die zentrale Rolle spielte. Homann hatte die Eier indessen nicht eigenhändig an die Supermärkte geliefert, sondern an zahlreiche Zwischenhändler – die Firma Gutshof-Ei beispielsweise, die die Lagerhalle im badischen Ottersweier betreibt und die Lastwagen mit den schönen Bildern von glücklichen Hühnern schmücken ließ.

Die Firma Gutshof-Ei wurde indessen nicht bestraft, obwohl sie, wie aus beschlagnahmten Unterlagen hervorging, 36 Millionen Schwindel-Eier von Homann bezogen und an Supermärkte weiterverkauft hatte.

Gutshof-Ei gehört zu den Giganten der Branche. Das Unternehmen macht Millionenumsätze, verkauft 1 Milliarde Eier aus eigener Produktion und 9 Milliarden von Vertragsbetrieben an große Supermarktketten wie Tengelmann und Rewe, Karstadt und Kaufhof. Und wenn die Eier mal knapp werden, wenden sich die Gutshof-Herren zwecks Nachschub an Lieferanten wie den Eierhändler Homann.

Größer noch als Homanns Eierfälscherei-Imperium mit seinen Phantombauernhöfen war ein anderer Betrüger-Ring, dessen Aktivitäten sich offenbar über ganz Europa erstreckten. Er flog im März 2007 auf. »Eier-Superhirn betrog Verbraucher mit 500 Millionen gefälschten Freiland-Eiern«, titelte die britische *Times online*. Natürlich werden solche Mengen nicht von kleinen Krämern auf dem Wochenmarkt verkauft, sondern von den großen Supermarktketten, »Tesco« oder »Morrisons«.

500 Millionen Eier, mehr als 2 Millionen jede Woche, kamen mit mindestens zehn 44-Tonnern wöchentlich auf die Insel, jeder der Lastwagen hatte 224 000 falsch etikettierte Eier an Bord.

Die Eier aus Hühnerbatterien stammten, so die Ermittler der britischen Behörde, aus zwei europäischen Ländern. Eine Spur führte nach Deutschland: Ein Mann im Alter zwischen 50 und 60 Jahren hatte in Kensington, West London, ein Postfach eröffnet und war dabei von einer Überwachungskamera gefilmt worden. Seinen Namen gab er mit Heinz Bernstein an, wohnhaft in Herford, Nordrhein-Westfalen.

Dort allerdings ist, so die örtlichen Behörden, ein Mann dieses Namens nicht bekannt. Es handle sich im Übrigen nur um einen von mehreren Alias-Namen, unter denen der Mann aufgetreten sei.

Es sind nicht nur die Großen: Selbst kleine Krauter fangen an zu fälschen. In den Jahren 2005 und 2006 hatte eine Landwirtin in Norddeutschland Käfigeier zu Öko-Ware aufgewertet und an Bioläden und Reformhäuser verkauft – im Lübecker, Segeberger und Plöner Raum, aber auch in Kiel und im Umland, in Neumünster und Rendsburg. Im Februar 2009 wurde sie dafür vom Kieler Landgericht zu zwei Jahren Gefängnis auf Bewährung sowie 50 400 Euro Geldstrafe verurteilt.

Bisher galten vor allem üble Geschäftemacher als anfällig für die Profite aus Eierfälscherei. Die Angehörigen der Bio-Branche hingegen galten als sittlich gefestigter, auch weil sie ihren Beruf nicht nur aus purem Geschäftssinn betrieben, sondern aufgrund einer ethischen Haltung. Die bewahre vor Verfehlungen, dachten die Bio-Freunde.

Doch Anfang 2009 sind deutsche Kontrolleure auf einen Fall von Bio-Schwindel gestoßen, bei dem ein höchst angesehenes Unternehmen der Branche im Mittelpunkt stand: »RoBert's Geflügelhof«. Firmenchef Berthold Franzsander galt als Bio-Pionier mit »Bioland«-Siegel und war auch »Demeter«-Partner, mithin ein Vertreter der beiden angesehensten Branchenverbände. Doch dann fiel amtlichen Kontrolleuren bei einem ganz normalen, konventionellen Futtermittelbetrieb auf, dass dort der Name »Franzsander« auf der Kundenliste stand. Das brachte den Fall ins Rollen.

3000 Tonnen konventionelles Futter soll er an sein Geflügel verfüttert haben. Auf seinem bis dahin als Musterbetrieb geltenden Hof hatte er tausende Puten gehalten, 180 000 Hähnchen jährlich erzeugt und 900 000 Küken aufgezogen und weitergeliefert.

Zudem hatte er 1000 Tonnen normales Fleisch eingekauft – und, so der Verdacht, als Bio-Fleisch weiterverkauft. Auch ein Hendl-Brater auf dem Münchner Oktoberfest zählte zu seinen Kunden, zudem mehrere Produzenten von Babykost. Berthold Franzsander entschuldigte sich. »Ich habe Fehler gemacht, und es tut mir aufrichtig leid«, schrieb er an Abnehmer und Lieferanten.

Der Chef des Oktoberfest-Wirtschaft Ammer, Josef Schmidbauer, gab sich »extrem schockiert«. Er sei besonders erschüttert, weil sein Lieferant als mustergültig galt. »Für Bioland war das ja ein Vorzeigebetrieb, sozusagen der Hühnerpapst von Deutschland«, sagte Schmidbauer. Ihm sei auch der Produktionsbetrieb im westfälischen Delbrück gezeigt worden – in hellen Farben nach dem Feng-Shui-Prinzip. Die Masttiere durften Musik hören; statt Antibiotika wie bei den normalen Hühnerbaronen gab es gegen Krankheiten höchstens homöopathische Globuli.

Der Schwindel ist ein Symptom, Ausdruck einer Situation der Lebensmittelbranche, in der die Wünsche der Kunden und die tatsächlichen Verhältnisse immer weiter auseinanderklaffen. Die Menschen möchten, spätestens seit der BSE-Krise, Fleisch von glücklichen Tieren. Sie lehnen nicht nur die Quälerei in Massenkäfigen ab, sie wollen überhaupt keine Lebensmittel aus Agro-Fabriken. Die Verbraucher wollen ihre Gesundheit nicht aufs Spiel setzen. Sie wollen aber auch nicht, dass Ferkel zu Tausenden im Massenstall gemästet werden, sie wollen nicht, dass Kälber in enge Lkw-Kabinen verfrachtet werden. Sie wollen nicht, dass Kartoffeln und Karotten mit Chemikaliencocktails aufgezogen werden. Sie möchten Gesundes, Gemüse ohne Gift, Fleisch ohne Arzneimittelreste und Krankheitserreger.

Gleichzeitig wollen sie es auch billig und bequem haben – und kaufen daher Bio gern im Supermarkt oder gar beim Discounter. Diese müssen, um im Preiskampf mithalten zu können, alles in riesigen Mengen beschaffen. Das führt dann nicht nur zu unökologischen Transportwegen, sondern auch zu Qualitätseinbußen – und mitunter sogar zu Betrug. Das Preisdiktat der Supermärkte quält nicht nur die konventionellen Erzeuger und die großen Nahrungskonzerne, sondern auch die Bio-Lieferanten. Und bei Futter lässt sich am besten sparen.

Wem können wir noch vertrauen?

Was ist wirklich Öko? Wo sind die Tiere wahrhaft glücklich? Und: Ist Bio immer gleich Bio und also gut und gesund? Wie steht es mit Öko-Produkten aus dem Supermarkt? Und mit dem im Jahr 2001 eingeführten Öko-Siegel?

Sicher ist: Echte Bio-Produkte schmecken besser, sie sind zumeist ohne Gift und Kunstdünger erzeugt, und sie sind, das ergaben Untersuchungen an Tieren, gesünder. Allerdings gibt es große Unterschiede auch zwischen den Öko-Anbietern, die entweder nach den Vorschriften der Europäischen Union produzieren oder nach den strengeren Regeln der Öko-Verbände wie Demeter oder Bioland.

Und vieles von dem, was irgendwie als »Natur« erscheint oder mit Vokabeln wie »kontrolliert« beworben wird, hat eben mit Bio nicht viel zu tun. Denn: Wahrhaft Ökologisches stellt die Agro- und Ernährungsindustrie kaum her. Und selbst bei den Öko-Produzenten geht die Entwicklung in Richtung Agrarfabriken – noch mehr Hightech in der Landwirtschaft, noch weniger Idyll.

Natur hat Seltenheitswert im Supermarkt.

Ehrlicherweise müssten also die Supermärkte ihre Kunden darüber informieren, dass die vielen Eier in den Regalen, die vielen Schnitzel in der Kühltheke überhaupt nicht auf naturnahe Weise von herkömmlichen Bauernhöfen erzeugt werden können: So viele Bauernhöfe gibt es nicht mehr. Viele kleine Höfe mussten aufgeben, weil sie die Billigst-Schweine für die Supermärkte und die Kartoffeln zum Schleuderpreis nicht liefern konnten.

Ehrlicherweise also müssten die Supermärkte ihren Kunden Bilder von riesigen Geflügelanlagen und gigantischen Schweineställen mit Tausenden von Tieren zeigen, damit sich die Leute im Laden ein realistisches Bild von den dargebotenen Erzeugnissen machen können. Weil die Supermarktmanager aber wissen, dass das Zeug dann liegen bleiben würde, nähren sie lieber die Traumvorstellungen vom Natur-Idyll, wecken Öko-Assoziationen, werben mit Bildern von kleinen Höfen – und geraten dann in die Bredouille, wenn die wenigen kleinen Höfe nicht genug Nachschub liefern können.

Die kriminellen Eier-Dealer helfen daher den großen Eier-Baronen und ihren Kunden in den Supermarktketten, den Bedarf zu decken – mit unlauteren Mitteln. Schwer ist es allerdings, die Beteiligten im Hintergrund zu bestrafen. Wie im Falle Homann: Das Verfahren gegen die beiden Firmenchefs, die Freiherren Hans-Wilhelm und Hans-Thomas von Meerheimb, hat die Staatsanwaltschaft in Kiel damals eingestellt. Auch ein Verfahren gegen die Firma Eifrisch im niedersächsischen Lohne wurde eingestellt. Die hatte, wie die Ermittler herausfanden, 1,1 Millionen Eier über Homanns Händlerring aus Luxemburg und den Niederlanden verkauft – und sie zudem mit deutschen Herkunftsnachweisen geadelt.

Klarer Fall von Bluff – aber nicht strafbar: »Diese Irreführung ist rechtlich nicht relevant«, schrieben die Staatsanwälte in die Akte. Wenn ausländische Eier eingedeutscht werden, so die Fahnder, sei das zwar eine Irreführung der Verbraucher, aber keine strafbare Täuschung über den Wert der Ware. Die Staatsangehörigkeit sei schließlich kein Qualitätsmerkmal.

Was sich auf den ersten Blick nur Volljuristen erschließt, hat irgendwie doch Sinn: Tatsächlich sind ja holländische, belgische oder luxemburgische Eier auch nicht schlechter, ungesünder oder inhumaner als deutsche Eier. Selbst wenn der Kunde am Supermarktregal generell gern der werbegestützten Illusion nachhängt, gut sei nur das, was aus deutschen Landen frisch auf den Tisch kommt.

Die Kaufhauskonzerne, die die getürkte Ware schließlich den Kunden verkauften, konnten natürlich ebenfalls nicht belangt werden, obwohl sie es letztlich waren, die die überhöhten Preise für unerwünschte Käfigeier kassierten. Denn die Supermarktketten fühlen sich ebenfalls als Opfer der Eierschwindler: »Wir werden ja auch betrogen«, sagte ein Rewe-Sprecher. »Wir haben ja ein großes Interesse, dass uns keiner falsche Eier ins Nest legt.«

Und er versichert, Rewe habe verschärfte Kontrollen installiert, die solchen Schwindel in Zukunft ausschließen sollen. Andere Händler verfahren ähnlich. Die beteiligten Staatsanwälte finden die Situation begreiflicherweise unbefriedigend. Sie würden Betrüger gern bestrafen. Doch Schuld und Verantwortung ist schwer festzustellen. Die Supermärkte verkauften zwar die Schwindel-Eier, aber in der komplizierten Welt der Warenströme ist es für einen Kaufhauskonzern schwierig, nachzuvollziehen, welchen Weg ein einzelnes Ei auf seiner Reise durch Europa zurückgelegt hat. Zumal Dank gesetzgeberischer Großzügigkeit auf den Packungen nicht angegeben werden muss, wo das Ei gelegt wurde, sondern nur, in welcher »Packstelle« es in den Karton gepackt wurde. Und bei den riesigen Mengen, die ein Handels-Multi umschlägt, ist es im Einzelfall ausgeschlossen, die Herkunft exakt nachzuweisen.

So muss auch der Verbraucher auf eine lange Reise gehen, wenn er die Hühner besuchen möchte, die sein Frühstücksei gelegt haben. Und die Packungen weisen nicht immer den richtigen Weg. Die Eierproduzenten sind auf komplizierte Weise verbunden und verschachtelt, häufig ändern sich auch Lieferbeziehungen und Adressen.

In Spar-Supermärkten oder Läden von Edeka gab es zeitweilig beispielsweise Eier namens »Ländli«. Die Packung sieht wie üblich sehr ländlich aus, hübsch bemalt: Sechs Hühner picken munter auf der Wiese vor einem stattlichen Bauernhof mit leuchtend rotem Ziegeldach. Rührend.

Von hier, so suggerierte die Packung, kommen die »Ländli«-Eier, Marke »Omas Beste«. Die Hühner genössen »artgerechte Freilandhaltung«, so steht auf der Packung, sie hätten aber auch einen Stall mit »Sitzstangen zum Ausruhen und Schutz vor schlechtem Wetter« sagt die Packung. Wie einfühlsam.

Auf der Packung war auch eine Telefonnummer angegeben. Dort meldet sich allerdings nur ein Anrufbeantworter. Auf den versprochenen Rückruf wartet der Käufer vergeblich. Glücklicherweise stand auf der Packung auch die Adresse der Firma »Körnli-Ei«: Itenstraße 8 in 95131 Schwarzenbach am Wald. Das klingt sehr idyllisch. Der Ort befindet sich auch in einer schönen Gegend im Fränkischen. Die Reise dorthin sorgt allerdings für eine Überraschung: Am Sitz der Firma »Körnli«-Ei im fränkischen Schwarzenbach am Wald lebt kein einziges Huhn, und auch von dem behaglichen Stall ist nichts zu sehen. In der Itenstraße reiht sich ein Häuschen ans andere: Es ist eine Nachkriegssiedlung mit schmucklos-einstöckigen Wohnbauten. Nicht einmal ein Briefkasten deutet auf den Firmensitz von »Körnli-Ei«. Wer klingelt, wird weiterverwiesen und muss die Reise fortsetzen, ins Hessische.

Denn: Hinter »Körnli-Ei« steckt der Branchen-Gigant »Gold-Ei«, ein Unternehmen mit Millionenumsätzen. Die Firma verkauft insgesamt über 50 Millionen Freilandeier, viele davon kommen mangels deutscher Frischluft-Hennen aus dem Ausland.

Den fiktiven Firmensitz im lauschigen Schwarzenbach hatte sich die Firma vor einigen Jahren aus strategischen Gründen zugelegt, damit die Körnli-Ländli-Eier nicht mit den Erzeugnissen jener 4 Millionen Käfig-Hennen verwechselt werden, die Gold-Ei ansonsten vermarktet. Später kamen die Ländli-Eier allerdings, laut Packung, vom »Gut Freies Land« in 88145 Hergatz im Allgäu. Die Reise dorthin konnte man sich allerdings ebenfalls sparen: »Da sind keine Hühner«, sagt die zuständige Dame vom Gewerbeamt und verwies an den Hauptsitz im hessischen Dietzenbach. Dort meldete sich am Telefon wieder die Firma Gold-Ei. Die Sache mit den fiktiven Firmensitzen sei etwas ganz Normales, erfährt der verwunderte Kunde: »Das ist üblich in der Eierbranche«, sagte Körnli-Goldei-Geschäftsführer Matthias Zeitler. Das ist deshalb auch nicht illegal. Wenn neugierige Eier-Käufer kreuz und quer durch die Republik, ja durch Europa reisen wollen, weil sie partout ihr Huhn persönlich kennenlernen wollen, zählt das irgendwie zum modernen Erlebniseinkauf. Problematisch wird dies nur, wenn einmal der Verdacht aufkommt, es gehe nicht ganz gesetzesmäßig zu. Dann stehen Strafverfolger plötzlich vor ähnlichen Irritationen. So stellte die zuständige Staatsanwaltschaft ein Verfahren gegen mutmaßliche Eierschwindler mit der Begründung ein, die Lage sei für Nachforschungen zu unübersichtlich. Auszug aus dem Schreiben der Strafverfolger an den Anzeige-Erstatter:

»Zur Beweissicherung wäre die von Ihnen angeregte Durchsuchung der Geschäftsräume und Beschlagnahme von Geschäftsunterlagen sicherlich sinnvoll. Nach dem gegenwärtigen Ermittlungsstand kann ich jedoch nicht feststellen, wo überall eine Durchsuchung zu erfolgen hat, damit sichergestellt ist, dass wirklich alle Unterlagen der Firmengruppe über den Einkauf von Hühnerfutter und die Anzahl der gehaltenen Tiere zusammengestellt werden können. Zur Firmengruppe der Heide Legehennen GmbH in Fintel gehört offensichtlich eine Vielzahl von weiteren Tochtergesellschaften, die eng miteinander zusammenarbeiten. Allein eine Durchsuchung in Fintel kann kein aussagefähiges Ergebnis erbringen.«

So ließ sich nie ganz klären, ob die Eier, die in der Karstadt-Filiale im ostdeutschen Magdeburg verkauft worden waren, wirklich von glücklichen Hühnern stammten. Die Eier der Marke »Naturwiese«, ein Erzeugnis aus dem Hause Heidegold, stammten nach den Firmenangaben auf der Packung »von kleinen Farmen vom Lande«, das Futter sei »frei von chemisch-synthetischen Substanzen und besteht zu hohen Anteilen aus Rohstoffen der ökologischen Landwirtschaft«.

Der Freiburger Rechtsanwalt Hanspeter Schmidt zeigte daraufhin die Heidegold-Chefs Friedrich Schroeder und Friedrich Behrens angezeigt. Anwalt Schmidt vertritt die Arbeitsgemeinschaft ökologischer Landbau, in dem sich die streng biologisch wirtschaftenden Verbände zusammengeschlossen haben. Etikettenschwindel schadet der Bio-Bewegung. Denn, so Schmidt: »Der Verbraucher wird hier für dumm verkauft: Er bekommt keine ökologische Ware.« Die Aussagen über das Futter seien nicht korrekt, und auch die »kleinen Farmen vom Lande« auf denen die »Naturwiese«-Eier erzeugt werden, seien so klein wohl nicht: »Eine Hühnerfarm von mehr als 50 000 Hühnern ist nicht mehr klein.«

Wie sollen aber die Bedürfnisse der Supermärkte befriedigt werden? Sie brauchen von allem unglaubliche Massen von Waren. Schließlich verkaufen die sechs größten Supermarktketten Deutschlands über 90 Prozent der Lebensmittel in Deutschland. In Österreich kommen die größten drei Konzerne auf 75 Prozent. In anderen europäischen Ländern sieht es ähnlich aus. Allein Rewe, der größte deutsche Lebensmittelhändler, verkauft nach eigenen Angaben über 1 Milliarde Eier pro Jahr, davon 10 Prozent Bio. 100 Millionen Bio-Eier – die können nicht von kleinen Bauernhöfen bezogen werden, bei denen zehn Hühner lustig im Garten gackern, sondern müssen bei den global operierenden Eierbaronen mit ihren Legefabriken geordert werden.

Die Supermarktketten sind in einer misslichen Lage. Jahrelang haben sie sich vergrößert, wuchsen immer weiter. So konnten sie die Preise drücken, um jeden Cent feilschen, immer größere Mengen ordern, bei immer weniger Lieferanten.

Einer seiner Kunden aus der Supermarkt-Branche, so erzählt einer der größten deutschen Eierbarone, hatte bisher sieben Lieferanten für 50 Millionen Eier. »Jetzt will er nur noch einen«, sagt der drahtige Agro-Manager, bei dem ständig das Handy piepst und die neuesten Preise durch den Äther jagen. Ein Jammer nur, dass die Kunden das jetzt plötzlich alles nicht mehr wollen. Plötzlich zeigt Umfrage um Umfrage eine heftig anschwellende Liebe zur Natur.

Auf so viele Naturfreunde ist die Food-Branche nun überhaupt nicht eingestellt.

Beispiel Ei: Weniger als 5 Prozent aller Legehennen leben in Öko-Bauernhöfen. Wie glücklich sie sind, hängt von den Regeln ab, nach denen sie leben. Die Öko-Verordnung der Europäischen Union erlaubt 230 Hennen pro Hektar Fläche, die Öko-Verbände lassen höchstens 140 Tiere je Hektar zu. Die Fläche muss ökologisch bewirtschaftet werden. EU-Öko-Hennen dürfen jedoch auch konventionelle Körner fressen. Und das Futter muss nicht unbedingt vom eigenen Hof kommen. Das bedeutet: Dank EU-Bio-Regeln ist auch Massentierhaltung mit Bio-Siegel möglich.

Die Hühner, die im Freiland oder in Bodenhaltung leben, also nicht im strengen Sinne »öko« sind, leben weniger glücklich. Die Hühnerbarone nennen sie »alternativ«, und die Verbraucher vermuten hier so ein bisschen

Bio. Da die armen Hühner aber von den Eierkonzernen in Massen gehalten werden, entwickeln sie häufiger Krankheiten, werden aggressiv, neigen zur Gewalt gegen das Nachbarhuhn, verbreiten Salmonellen. Die Hühnerbarone und ihnen nahestehende Tierärzte nahmen das gern als Argument für die Käfighaltung – wobei es eher ein Argument gegen die Massentierhaltung und für naturnahe Hühnerhaltung auf kleinen Bauernhöfen wäre.

Im Preiskampf der Supermärkte läuft alles auf die rationelle Großproduktion hinaus – auch bei Öko-Eiern und vor allem den vorgeblich glücklichen Hühnern aus der Boden- und Freilandhaltung. Das klingt nicht schlecht, ist aber fürs Huhn schon eine ziemliche Quälerei. In der gewöhnlichen Bodenhaltung drängeln sich neun Hühner auf 1 Quadratmeter, macht 1111 Quadratzentimeter pro Huhn – weniger als zwei DIN-A4-Seiten. Bis zu 6000 Hühner dürfen auf diese Art zusammengepfercht werden.

Der internationale Agro-Ausrüster Big Dutchman hat für diese fabrikmäßige Variante des »alternativen« Lebens das nötige Equipment. Zum Beispiel die, laut Prospekt, »bewährte Big Dutchman Kettenfütterung«. Die Hennen müssen sich dem Fabrikalltag unterwerfen, zum Beispiel zu den Mahlzeiten von den Sitzstangen herabflattern und sich zur vollautomatischen Futterabgabestelle verfügen. In den riesigen Hallen nach Big-Dutchman-Prinzip ist denn auch ein reges Gackern und Flattern, denn Tausende von Hennen widmen sich da der »alternativen« Eierproduktion, fließbandmäßig: Sie legen die von ihnen erwartete Tagesproduktion pflichtbewusst in die mehrstöckige Sammelstelle, ein sogenanntes »Nest«, Modell »NATURA«, von dem aus das Ei dann aufs Band rollt. Denn, so der Big-Dutchman-Prospekt, »auch in der alternativen Legehennenhaltung gehört die automatische Eiersammlung heute« dazu.

Die »alternativen« Industriehühner bringen leider auch die seriöse Bio-Ware in Verruf: »Öko-Eier: mehr Salmonellen, Arzneimittel, Umweltbelastung«, titelte der Informationsdienst *Eulenspiegel*, ein Organ aus dem Europäischen Institut für Lebensmittel- und Ernährungswissenschaften. Denn Arzneimittel müssten »im Vergleich zur Legebatterie deutlich häufiger eingesetzt werden« – bis zum Sechsfachen des Üblichen im Käfigstall. Und durch den – scheinbar tierfreundlichen – Verzicht aufs Schnabelkürzen kämen in einem Stall mit 5000 Hennen täglich 60 bis 70 Insassen »durch Kannibalismus zu Tode«.

Arme Öko-Hühner, denkt mitfühlend der Esser, und ist fast schon geneigt, die herkömmliche Legebatterie als Hort der humanitären Hühnerhaltung herbeizuwünschen: Dort kann wenigstens kein Huhn dem anderen das Auge aushacken; es lebt, vieltausendfach gestapelt, für sich allein im Abteil aus Draht, schön getrennt von seinen offenbar mit Killerinstinkten ausgestatteten Artgenossen. Indessen: Das unschuldige Huhn ist nicht von Natur aus kannibalisch veranlagt und auch nicht vom lieben Gott mit so schwacher Gesundheit ausgestattet, dass es nur mit täglichen Pillengaben überleben kann. Die industrielle Züchtung hat Hennen hervorgebracht, die käfiggerecht klein sind und deshalb so schwächlich von Konstitution, dass sie fürs freie Leben kaum gewappnet sind. »Wenn man solche Tiere dann im Freien hält«, sagte ein Hühnerhalter aus der Gegend von Paderborn, »werden die sofort krank«.

Die angeblichen »Öko-Hühner« mit erhöhtem Rückstandsrisiko und vermehrtem Salmonellenbefall, über die der Wissenschaftler vom *Eulenspiegel* berichtete, waren denn auch keine echten Bio-Viecher nach den Regularien der Verbände oder der Europäischen Union.

Verbale Kosmetik, Schönrednerei, Manipulation: Der Bio-Bluff kennt viele Methoden.

Beispiel: »Integrierte Produktion«, das Label, unter dem große Obstbauregionen in Europa ihre Ware vermarkten, in der Schweiz kurz »IP« genannt. Mit »Bio« im engeren Sinn hat sie nichts zu tun, und schon gar nicht mit einem Zukunftsprojekt. Denn jetzt schon werde, so das Schweizer Magazin *Facts,* die »IP-Methode« von 70 Prozent der Schweizer Agrarier praktiziert – und sie dürfen dabei auch weiterhin mit der Giftspritze über die Felder fahren und großflächig Kunstdünger ausstreuen. Für den Biobauern Ruedi Baumann, nebenamtlich Nationalrat der Grünen im Berner Parlament, steht denn auch das Kürzel IP für etwas ganz anderes: »Intelligänt Pschisse«. Für Außerschweizer: intelligent beschissen. Beschiss und Betrug ist gelegentlich allerdings auch in der eigentlich giftfreien Zone, dem Bio-Landbau, anzutreffen. Denn mittlerweile ist der Fluch des Wachstums über die Öko-Szene gekommen. Angelockt durch hohe Profite, stoßen immer mehr Landwirte und Händler dazu, denen das Ethos der frühen Jahre fehlt, die nicht aus Liebe zur Natur sich wieder hinabbeugen und Unkraut jäten, sondern die vor allem aus Freude an klingelnden Kassen dem neuen Trend folgen. »Wo der Preisabstand so hoch ist, da ist natürlich auch der Anreiz besonders groß, irgendwas zu manipulieren«, sagt der Öko-Marktexperte Professor Ulrich Hamm von der Uni Kassel.

Das grämt mittlerweile auch die offiziellen Öko-Verbände wie den Verein BioSuisse, der das Schweizer Bio-Label vergibt, die begehrte Knospe: »Wir haben nichts gegen Neueinsteiger, die das Gedankengut des Bio-Landbaus übernehmen – nur gibt es vermehrt Schlitzohren, denen es um die Maximierung des finanziellen Ertrags geht«, sagt BioSuisse-Präsident Ernst Frischknecht zu Reportern des Magazins *Facts*. Denn BioSuisse-Kontrolleure deckten vor einigen Jahren hunderte von Verstößen auf, darunter auch einige so schwerwiegende, dass den Bio-Schwindlern das Knospen-Label aberkannt werden musste. Ein Bauer aus dem Kanton Zug beispielsweise hatte seine ganz normalen Hühner auf dem Bio-Markt verkauft. Als der Öko-Verband daraufhin bei diesem Kollegen eine Hofbesichtigung veranstaltete, entdeckten die Kontrolleure, dass der Mann nicht nur unökologisch, sondern sogar illegal gearbeitet hatte: »Auf dem Hof standen überall verbotene Hilfsstoffe herum«, berichtete einer der Inspektoren. Ein Berner Biobauer machte sich gar, wie Recherchen ergaben, der Tierquälerei schuldig.

Der etwas nachlässige Umgang mit den Bio-Prinzipien ist freilich keine Schweizer Spezialität. Selbst der renommierte Öko-Pionier und Babynahrungshersteller Hipp geriet wegen fragwürdiger Kontrollpraktiken bei Bananen in die Schlagzeilen. Das stärkt das Vertrauen nicht unbedingt. Zumal, wenn die Importe zunehmen.

Wer kontrolliert eigentlich den angeblichen Bio-Anbau in China? Schon kommen 50 Prozent des deutschen Bio-Angebots aus dem Ausland. Ist das auch alles koscher und unter Kontrolle?

Der Bio-Boom ist in Gefahr. Je mehr sich die Branche an die normale Welt der Industrienahrung anpasst, desto mehr ist ihr Profil gefährdet – und desto mehr schwindet auch die Bereitschaft der Konsumenten, den Aufschlag für die Öko-Ware zu bezahlen. Anfang 2009 hat Rachel Rowland, eine Pionierin der britischen Bio-Branche, den Begriff »Bio« (»organic«) aus ihrer Firmenbezeichnung gekippt – eine »erderschütternde Nachricht« in der »Welt der moralisch richtigen Nahrung«, wie die *Sunday Times* befand. Und das Blatt wunderte sich: »Wie konnte sich das Rad so schnell um 180 Grad drehen?«

Die Bio-Lady begründete ihren Schritt mit verändertem Konsumentenverhalten, bei denen die Bezeichnung »Bio« keine verkaufsfördernde Bezeichnung sei – und für viele sogar ein echtes Kaufhindernis: »Untersuchungen haben gezeigt, dass die existierenden Konsumenten es ohnehin so nennen, die Mehrheit aber die einfachere Version bevorzugte.«

Es scheint einen Kern von Konsumenten zu geben, die ökologisch, am liebsten regional erzeugte, fair gehandelte Waren bevorzugen. Für die übrigen ist das »Bio«-Label nur ein Vorwand für höhere Preise, den sie, zumal in Krisenzeiten, immer seltener zu zahlen bereit sind.

Hat der Erfolg der Bio-Branche ihre eigene Basis erschüttert? Ist »Bio« nur ein Bluff, um »Abzocke« zu legitimieren? Oder gibt es tatsächlich gesundheitliche Vorzüge, wie die Bio-Jünger glauben?

2. Mondphase sowieso
Die Vorzüge der Naturkost

Ratten würden Öko kaufen | Ist Naturkost wirklich gesünder? | Wie ein Wiener Professor nach dem Licht im Steak sucht | Demeter: Mit wundersamen Methoden zu mehr Geschmack | Öko in Massen: Wie gut ist die Möhre aus dem Supermarkt? | Bioköstler sind fruchbarer – und leben billiger

Hübsch sieht sie aus, die Ratte, mit ihrem weißen Fell und dem schwarzen Kopf. Sie ist sehr sensibel, zurückhaltend, vor allem beim Essen. Sie schnuppert erst, probiert einen Bissen, wartet ab, wie es wirkt. »Die Ratte achtet sehr darauf, ob ihr das Essen gut tut und ob es für sie gesund ist«, sagt Alberta Velimirov. Sie hat als Wissenschaftlerin am Wiener Ludwig-Boltzmann-Institut für ökologischen Landbau geforscht und am internationalen Forschungsinstitut für Biologischen Landbau (FIBL). Und sie hat ausgiebig untersucht, ob Ratten lieber Öko-Futter mögen oder das konventionelle, mit Kunstdünger und Gift erzeugte. Immer wieder hat die Zoologin Velimirov ein schlechtes Gefühl, wenn sie die Ratten in ihre Käfige sperrt.

Andererseits sagt sie sich, dass es ihnen dabei relativ gut geht (»Sie müssen ja nur fressen und sich vermehren«). Zudem wurden sie speziell gezüchtet für die wissenschaftliche Forschung, was, bei aller Tierliebe, die Lebensmöglichkeiten doch einschränkt: »Was ist denn artgerechte Haltung bei einer Laborratte? Die könnte sich ja gegen eine Kanalratte in Freiheit gar nicht durchsetzen.«

Die Laborratten vom Typ Long-Evans haben standardisierte Eigenschaften – und werden bei den Futterwahlversuchen eingesetzt, um die Ergebnisse wissenschaftlich unangreifbar zu machen. Und die Ergebnisse sind erstaunlich: Die Ratten bevorzugen, wenn sie frei wählen dürfen, grundsätzlich die Biokost. Bei Möhren, bei Äpfeln, bei Rüben. Selbst wenn die Tröge mit Öko-Futter und dem konventionellen vertauscht werden, merken die Tiere das und wenden sich wieder der Naturkost zu. Und nicht nur Ratten würden, wenn sie könnten, Bio kaufen – auch Hühner und Kaninchen. Das jedenfalls ergaben weitere Studien am Wiener Ludwig-Boltzmann-Institut, an dem Forscherin Velimirov jahrelang ihre Tiere gefüttert hat.

Das Ludwig-Boltzmann-Institut in Wien hat sich auf Bio-Qualitätsuntersuchungen spezialisiert. Das Labor im Wiener Außenbezirk Simmering ist ein ganz normales Labor, mit Glaskolben, Reagenzgläsern, Pipetten, mit Fläschchen voll Salzsäure, Schwefelsäure, Salpetersäure, mit empfindlichen Waagen und, natürlich, Computern. Die Natur findet nur statt in Gestalt von üppig wuchernden Zimmerpflanzen in einem Büro und einer Fototapete, Motiv Wald, im Gang neben dem Giftschrank.

Das Institut ist eine renommierte Adresse. Die österreichische Ludwig-Boltzmann-Gesellschaft fördert Spitzenforschung, vergleichbar der deutschen Max-Planck-Gesellschaft mit ihren Instituten. Die wissenschaftlichen Methoden sind entsprechend solide, die Ziele klar formuliert: »Wir versuchen, reproduzierbare Tatsachen festzustellen«, sagt Professor Ludwig Maurer, der Institutsleiter. Beispielsweise bei den Lebensmitteln aus ökologischer und konventioneller Landwirtschaft. »Bisher hat man gesagt: Es gibt keinen Unterschied. Wir haben Unterschiede festgestellt«, sagt Instituts-Chef Maurer.

Dabei galten die Erzeugnisse hinsichtlich Nährwert, Vitaminen, Mineralstoffen, also den üblichen ernährungswissenschaftlichen Kriterien lange als identisch. So kam 1995 eine Studie des Berliner Bundesinstituts für gesundheitlichen Verbraucherschutz und Veterinärmedizin (BgW) nach Auswertung von 150 wissenschaftlichen Untersuchungen zu dem Schluss, dass bei den Inhaltsstoffen, die den ernährungsphysiologischen Wert »bestimmen, keine wesentlichen Unterschiede« zwischen Öko-Produkten und denen aus konventioneller Erzeugung bestünden. Das galt seither als Standard-Erkenntnis.

Noch 2003 urteilte eine Expertenkommission der Bundesregierung in einem umfangreichen »Statusbericht«: »Bis heute gibt es damit letztlich keinen wissenschaftlichen Nachweis dafür, dass der ausschließliche oder überwiegende Verzehr von ökologisch erzeugten Lebensmitteln direkt die Gesundheit des Menschen fördert.«

Mittlerweile kann es zumindest als erwiesen gelten, dass Bio-Kost sich messbar von herkömmlicher Ware unterscheidet: Zunächst enthalten sie weniger Gifte, weniger Pestizide und Nitrate. Studien wiesen auch höhere Gehalte an sogenannten sekundären Pflanzenstoffen nach, dazu gehören Antioxidantien, die in richtiger Dosierung etwa vor Krebs schützen sollen, aber auch vor Herz-Kreislauf-Erkrankungen, und die darüber himaus das Gehirn auf Trab halten sollen. Zudem enthalten Bio-Lebensmittel höhere Mengen an Salicylsäure, jenem Wirkstoff des Aspirins verwandt, der für seine schmerzstillenden, entzündungshemmenden, krankheitsvorbeugenden Wirkungen bekannt ist. Bio-Milch enthält oft mehr gesunde Omega-3-Fettsäuren – jedenfalls wenn die Kühe artgerecht gehalten werden und auf der Wiese grasen dürfen.

So kann als sicher gelten: Bio ist gesünder. Umstritten ist nur noch, um wie viel: Jetzt streiten sich die Forscher um Prozente. Im Frühjahr 2008 publizierte ein amerikanisches Öko-Forschungsinstitut (»Organic Center«) eine Untersuchung, für die zahlreiche Studien zu Qualität und Nährstoffen ausgewertet wurden. Sie kam zu dem Schluss, dass Öko-Lebensmittel, insbesondere frisches Obst und Gemüse, um genau 25 Prozent gesünder sei als herkömmliche, mit Gift und Kunstdünger produzierte Ware. Viel zu viel, konterte kurz darauf Joseph Rosen, emeritierter Professor an der Rutgers University im US-Staat New Jersey und wissenschaftlicher Berater des American Council on Science and Health (ACSH): Er hatte alles nochmal durchgerechnet und kam auf höchstens 2 Prozent Gesundheits-Plus bei Öko.

Tiere kümmern sich um solche Rechenkunststückchen nicht, sie lesen auch keine Studien – aber bevorzugen dennoch meist die Bio-Kost. Das haben die Forscher am Wiener Ludwig-Boltzmann-Institut in zahlreichen Untersuchungen festgestellt.

Dabei fanden sie heraus, dass jene Ratten, die Bio-Futter fraßen, weniger Totgeburten hatten: Nur 3 Prozent gegenüber 8 Prozent bei denen, die konventionelles Futter bekamen. Bei Kaninchen hatte die Bio-Gruppe nur 13,6 Prozent Totgeburten, 32,4 Prozent die andere. Zudem waren die Naturköstler fruchtbarer. Und Hühner, die Bio picken durften, legten größere Eier, die außerdem mehr Dotter hatten. Verständlich, dass auch die Hühner, die konventionelles Futter bekamen, nach dem Ende des Eierlegeversuchs, als sie zwischen Öko und Konventionell wählen durften, nach und nach auf Bio umstellten. Am ersten Tag nahmen sie noch mehr vom Gewohnten, am siebten Tage schließlich waren sie fast vollständig auf Naturkost umgeschwenkt. Irgendeinen Qualitätsunterschied, jenseits der bekannten chemischen Kriterien, muss es also geben, zumal wenn die gesundheitlichen Folgen so gravierend sind.

Neuerdings mehren sich Hinweise, dass der Unterschied nicht in den materiellen Bestandteilen liegt, sondern – im Lichtgehalt der Lebensmittel, dem gespeicherten Sonnenlicht in den Zellen von Pflanzen und Lebewesen. Das klingt ein bisschen esoterisch, nach Aura und Astralleib, jedenfalls für skeptische Laien. Mittlerweile wird allerdings weltweit daran geforscht, auch bei großen Food-Konzernen und mit staatlichen Millionenzuschüssen, in Japan und neuerdings auch in Deutschland. Von Esoterik spricht kaum noch jemand. »Was soll da esoterisch oder spekulativ sein?«, fragt auch Professor Herbert Klima. »Das kann man messen. Das kann jeder nachvollziehen.« Professor Klima ist nun gar kein Psi-Apostel, sondern Wissenschaftler am Wiener Atominstitut. Und er erforscht eben diese Lichtgehalte in Lebensmitteln.

Das Atominstitut betreibt Kernforschung, davon zeugen Geigerzähler und Warnleuchten auf den Fluren (»Reaktor in Betrieb«), es wendet sich neuerdings auch zukunftsträchtigeren Feldern zu, wie der Biophotonik, der Wissenschaft vom Licht in lebenden Organismen. Professor Klima ist Wiener. Er hat nachgewiesen, sogar vor laufenden Kameras des Österreichischen Fernsehens ORF, dass Bio-Rindfleisch anders leuchtet als das normale vom Supermarkt – und damit auch besser ist. Denn die Qualität der Nahrung, so glauben die Biophotoniker, ist höher, wenn das Licht klarer geordnet ist.

Professor Klima kommt vom Strahlenschutz (»Alpha-, Beta-, Gammastrahlen«) und kennt sich daher aus mit physikalischen Phänomenen, die nicht auf den ersten Blick zu erkennen sind – etwa dem Licht im Fleisch, den sogenannten »Biophotonen«: Das ist das Licht in lebenden Organismen. Biophotonen: Das sind Lichtstrahlen zwischen Ultraviolett und Infrarot, also zwischen 200 und 800 Nanometern Wellenlänge, deren Intensität unvorstellbar gering ist – nur wenige Quanten pro Sekunde und Quadratzentimeter. Eine Taschenlampe strahlt 100 000 Billionen Mal heller. Messbar sind sie mit hochempfindlichen Geräten, die noch geringste Lichtmengen erfassen, vergleichbar dem Schein einer Kerze in 20 Kilometern Entfernung.

Diese Biophotonen sind womöglich wichtig bei der Steuerung der Körpervorgänge, was bisher von den zuständigen Wissenschaftsdisziplinen zumeist außer Acht gelassen wurde. »In der Medizin und der Biochemie wird vor allem die Substanz untersucht, die Wechselwirkung hingegen selten«, sagt Physiker Klima. Demnächst werden Karotten überprüft; die Ergebnisse stehen noch aus. Wenn also die Naturkost gewissermaßen besser zur Regulation von Körpervorgängen beiträgt, dann könnte dies auch erklären, weshalb die Öko-Fraktion unter den Versuchstieren des Boltzmann-Instituts in vielerlei Hinsicht gesünder war.

Doch was ist wirklich Öko? Das Angebot ist verwirrend. Vieles ist auf dem Markt, was sich natürlich gibt, als umweltfreundlich verkauft wird, irgendwie nach bio aussieht. Immerhin: Es gibt gesetzliche Vorschriften der Europäischen Union, die gewissermaßen das Minimum an Standards setzen, die für echte Bio-Ware gelten. Und es gibt zudem die Vorschriften der Bio-Verbände, die über die Minimal-Standards hinaus noch strengere Normen setzen.

Öko ist nicht gleich Öko. Zwar verzichten alle Bio-Produzenten generell auf Gift und künstlichen Dünger, dennoch gibt es große Unterschiede zwischen den Bio-Anbietern. Aldi markiert die eine Seite des Öko-Marktes. Die andere Seite markiert Demeter, der älteste ökologische Anbauverband. Demeters Maxime lautet: größtmögliche Sorgfalt und Strenge beim Anbau. Demeter-Bauern gelten als leicht verschroben, weil sie auch auf natürliche Rhythmen achten, bis hin zu den Mondphasen. Demeter versteht sich gewissermaßen als Mercedes unter den Ökos. Im Supermarkt ist die Marke kaum zu finden. Ihr Ziel ist maximale Naturnähe – und Nähe zum Konsumenten.

Der Gärtner Andreas Mayer verkauft sein Demeter-Obst und -gemüse auf dem Stuttgarter Markt. Slogan: »Lebensmittel mit Charakter«. Er hat Jeans an, Pullover und Weste aus wärmendem Fleece-Material. Sein Kollege Stefan Eysermans trägt Bart und Brille, eine warme Cargo-Hose mit vielen Taschen, Wollpullover und Lederweste. Beide betreiben auch einen Hofladen bei ihrer Gärtnerei in Murr an der Murr, eine halbe Autostunde von Stuttgart. Sie haben den direkten Kontakt zu den Kunden, und die Kunden legen darauf Wert.

Ute Künstler kommt ganz bewusst zum Einkauf im Demeter-Hofladen in Murr. »Wir wohnen in der Gegend, ich fahr da immer mal vorbei.« Wirsing, Bohnen, Kartoffeln hat sie in ihren Korb gepackt, dazu ein paar Zitronen, Eier und Käse. Ihr ist es wichtig, dass auch wirklich alles ökologisch ist. Und weil sie misstrauisch ist, kauft sie direkt in der Gärtnerei ein. Wenn der Gärtner die Giftspritze nähme, entginge ihr das nicht: »Man sieht ja die Leute.« Manchen Kunden geht es auch um den Geschmack. »Ich find einfach, die Karotte schmeckt, wie sie schmecken soll. Nicht bloß nach Wasser, wie sonst meistens«, sagt Christel Mayer. Das findet nicht nur sie: Studien in Österreich, der Schweiz und Amerika bestätigten die geschmacklichen Vorzüge der Bio-Kost. Die Stuttgarterin mit kurzen grauen Haaren und Designerbrille kauft »eigentlich ausschließlich Demeter-Erzeugnisse. Demeter, glaube ich, ist doch am strengsten überhaupt«. Wobei sie nicht unbedingt zu den gläubigen Anhängern gehöre, bei den Anbauregeln nach »Mondphase sowieso« hört ihr Einsichtsvermögen auf.

Demeter-Anbau, das ist »biologisch-dynamische« Landwirtschaft im Geiste der Anthroposophie Rudolf Steiners, zu der auch Waldorf-Schulen und Eurythmie gehören. Anthroposophen streben nach Harmonie mit Natur und Kosmos. Skeptikern klingt indessen vieles nach Esoterik und Hokuspokus. Tatsächlich wirkt es befremdlich, wenn Demeter-Gärtner Eysermans im gelben Ostfriesennerz kurz vor acht Uhr morgens an seiner Hausecke steht und mit einem Reisigbesen in einer blauen Tonne rührt. Die enthält lauwarmes Leitungswasser – und eine Messerspitze eines sogenannten Kieselpräparates.

Die frühe Stunde ist mit Bedacht gewählt: »Das Präparat sollte in den Sonnenaufgang gerührt werden. Am Nachmittag hat es eine andere Wirkung.« Auch die Rührweise sei wichtig: »Ich muss langsam, von außen beginnen, dann immer schneller rühren. Das ganze Wasser muss sich bewegen. Dann bildet sich langsam der Strudel. Der muss so tief wie möglich sein.« Und dann muss er, ganz schnell, in die Gegenrichtung rühren: »Das bringt die innige Verbindung.« Denn das Verfahren soll, sagt Eysermans, »die Kräfte vom Kieselpräparat aufs Wasser übertragen. Das ist wie in der Homöopathie. Es geht um die Kräftewirkung, nicht um die Substanzen selbst«. Deshalb hat auch die Substanz eine wundersame Behandlung erfahren. Gemahlener Bergkristall wurde mit Wasser angesetzt, in ein Kuhhorn gefüllt und in den Boden eingegraben, »um die Sommersonnenwirkung zu speichern, über den ganzen Sommer bis zum Herbst, bis Michaeli.«

Unmittelbar nach dem Anrühren muss das kieselgestärkte Wasser auf die Pflanzen gebracht werden. Eysermans schnallt sich einen rucksackartigen Tank auf den Rücken. Die Sonne kommt heraus, im milchigen Licht durchschreitet er die Felder, mit der Linken pumpend, mit der Rechten die Sprühdüse schwingend. Er durcheilt den Grünkohl, dann den Rosenkohl, geht weiter ins Folienhaus, wo geschützt, doch ohne Heizung weitere Beete warten, eilt dort, links pumpend, rechts schwingend, flott über den Spinat hinweg, besprengt Zwiebeln, Rucola, Ackersalat. Dann stellt er das Gerät ab.

Eysermans räumt ein, dass das Verfahren nicht sehr vernünftig klingt. »Man könnte rationeller arbeiten.« Andererseits ist er von der Wirkung überzeugt, sonst würde er nicht in der Kälte stundenlang rühren: »Ich hätte auch was anderes zu tun.«

Mittlerweile haben die Demeter-Methoden sogar Eingang in offizielle Gärtnereilehrbücher gefunden. Denn Langzeitversuche in Deutschland, Schweden und der Schweiz ergaben tatsächlich eine messbare Wirkung der wundersamen Präparate: Nur bei Düngung mit biologisch-dynamischen Präparaten blieb der Humusgehalt im Boden auch nach 20 Jahren noch konstant, bei den anderen Düngemethoden ging er zurück. Auch lebten mehr Mikroorganismen im Boden. Schon bei der im normalen Öko-Landbau üblichen Düngung mit Mist und Kompost fanden sich bis zu 33 Prozent mehr Kleinstlebewesen im Boden, verglichen mit den Feldern mit konventioneller Düngung. Bei Düngung mit den mysteriösen Demeter-Präparaten lag die Zahl der nützlichen Bodenbazillen sogar um 45 Prozent höher. Und schließlich waren höhere Enzymaktivitäten messbar. »Der Boden bleibt lebendiger«, sagt Joachim Raupp, Agrarwissenschaftler am Institut für biologisch-dynamische Forschung in Darmstadt, der einen der Langzeit-Versuche leitet. Zudem waren die Verluste durch Lagerung geringer, weil die anthroposophisch gestärkten Früchte nicht so schnell verfaulten.

Für Gärtner Eysermans ist noch etwas wichtig: »Es ist kein Gift. Ich brauche keine Schutzkleidung, und ich brauche keine Angst haben, mich zu vergiften.« Gift ist nur im Notfall erlaubt, und auch nur eigens zugelassene Sorten. Im Keller stehen zwei Plastikfläschchen, »Spruzit flüssig«, 100 Milliliter, und »Spruzit Staub«, 500 Milliliter. »Das ist alles, was wir haben«, sagt Eysermans. Ein Chrysanthemenauszug gegen Blattläuse. Die beiden Fläschchen reichen schon seit Jahren. Der Verzicht auf Gift kommt den Konsumenten zugute: Viele Studien haben ergeben, dass die Früchte des ökologischen Anbaus weniger Schwermetalle und weniger Giftrückstände enthalten. Das geht aus einem Überblick hervor, der im Januar 2001 in der Zeitschrift *Ökologie & Landbau* erschien. Dass die Pflanzen dennoch nicht von Unkraut umwuchert und von Schädlingen zerfressen sind, beruht, sagt Gärtner Mayer, auf dem »Prinzip der Vorbeugung. Wir sorgen dafür, dass die Pflanze kräftig und gesund heranwächst. Dann wird sie erst gar nicht krank«.

Zu dem System gehört auch die Pflanzenfolge. Auf einem Plan, der im Büro aushängt, ist jedes Beet eingezeichnet. Auf Beet 3 beispielsweise war 1996 Grünkohl, 1997 Endivien, 1998 Möhren, 1999 Kartoffeln und Spinat, 2000 erst wieder Grünkohl. »Man darf frühestens nach vier Jahren wieder Kohl pflanzen«, sagt Eysermans. Sonst droht Kohlhernie, eine Pilzkrankheit.

Im Büro liegen auch die Prüfzertifikate. Der Betrieb wird doppelt geprüft: einmal von der staatlichen Kontrollstelle, die die Einhaltung der EU-Richtlinien überwacht, und zudem von den Demeter-Prüfern. Im Schuppen nebenan steht der Traktor, mit einer Raupe statt eines Hinterrades – zur Schonung des Bodens. Ein Dutzend Geräte können angehängt werden, diverse Jätmaschinen und ein Flammenwerfer, mit dem Unkraut versengt wird. Nebenan lehnt noch ein ganzes Arsenal an Hacken für den Handbetrieb. Wenn trotz allem mal ein Schädling auftaucht, kommen Nützlinge zum Einsatz. Und wenn alles nichts hilft, wird einfach nicht geerntet.

Das Lehrmädchen kann deshalb nicht den ganzen Ackersalat pflücken, der noch vor ihr liegt. Auf ein paar Metern des Beetes sind die Blätter von Mehltau befallen. Sie kommen auf den Kompost. Die gesunden Pflanzen füllt sie in Kisten. »Morgen ist Markt«, sagt sie. »Vortagsfrisch, das ist die maximale Frische, die man haben kann. Das bekommen sie nur beim Gärtner. Nicht im Supermarkt.«

Wirklich Frisches – das ist im Supermarkt nicht zu haben. Öko allerdings gibt es neuerdings, und in wachsender Menge, auch bei Edeka, Rewe und den anderen Ketten. Schon hat die Liebe zur Natur erste Adressen der Gesellschaft erreicht: Der britische Thronfolger Prinz Charles betreibt auf seinem 460 Hektar großen Landgut Highgrove bei London Öko-Landbau und schreibt dabei sogar, wie Hofberichterstatter in Erfahrung brachten, schwarze Zahlen. Gleichzeitig wächst das Angebot in den Billigstläden. Sie verkaufen mehr und mehr Öko-Lebensmittel. Schon liegt der Marktanteil der Discounter, der Billigstanbieter unter den Food-Händlern, bei 37 Prozent.

In Deutschland war Naturkost noch lange eine Domäne der Pioniere, der Edlen und Guten. In den Naturkostläden, wo auf Echtholzregalen die Erzeugnisse der Biodynamiker und Makrobioten lagen, wurde ein Krawattenträger wie ein Außerirdischer behandelt. Selbst der Autor und Lästerer Wiglaf Droste, von Gesinnung und Herkunft der Müsliszene verbunden, verspürte damals Beklemmung beim Betreten der Bio-Sphäre:

»Eine seltsame Beklommenheit umhüllt einen, wenn man einen Bioladen betritt; eben noch munter und guter Dinge, findet man sich jedes Mal schlagartig in einem Paralleluniversum wieder, von dem man nur eins weiß: Hier hast du keine Freunde, hier bist du ganz allein. Selbst häufige, regelmäßige Wiederholung hilft nicht; es tritt keine Gewöhnung ein, der Grusel bleibt. Woran liegt es? Ist es der etwas staubige, leicht muffige, zuweilen auch ins Faulige spielende Geruch? Ist es diese gedämpfte, beinahe sakrale Stimmung, mit der die eher banale Verrichtung eines Einkaufs zu einem Akt höherer Bewusstheit stilisiert werden soll? Ist es das instinktive Misstrauen gegenüber Bürgern, die zugunsten eines besseren Lebens für alle – und wehe nicht! – ausgerechnet Reisschleim und Tofuwurst kaufen und verkaufen?

Sind es die gestrengen Blicke, an denen Dr. Röntgen seine Freude gehabt hätte? Diese Der-liebe-Gott-sieht-alles-Mienen, die die Kundschaft durchleuchten? So, du willst hier also ein Brot kaufen. Bist du dafür denn qualifiziert? Und gehörst du überhaupt dazu, zu uns? Du siehst aber gar nicht so aus, als ob du dich richtig ernährst, du mit deiner Edeka-Tüte. Naja, dein Geld nehmen wir, aber gern gesehen bist du hier nicht, Fremder. Einkaufen im Bioladen ist wie Konfirmationsunterricht: Man fühlt sich ständig ertappt. Ein Sünder ist man, und das kriegt man auch immer schön reingereicht. Der alternative Protestantismus muffelt nach Geiz und Getreide; seine Protagonisten sind mürrisch, übellaunig, rechthaberisch; geschlechtsneutral aussehende Figuren, die eine Aura derart knieperiger Zugekniffenheit umgibt, gegen die selbst ein Zeuge Jehovas noch Hedonismus und Daseinsfreude verströmt.«

So sah es aus in der Frühzeit der Branche.

Doch die starren Grenzen fallen. Die biologische Wirtschaftsweise findet immer mehr Anhänger, auch außerhalb der Gemeinde. Eine umweltschonende Landwirtschaft genießt Sympathien, denn sie entspricht den Wünschen der Menschen über naturfreundliche Gewinnung von Lebensmitteln. So wird die Öko-Sphäre attraktiver auch für jene, die sich den strengen Glaubensriten und Kleidervorschriften im Naturkostladen eigentlich nicht unterwerfen möchten. Wissenschaftler, Politiker, Mediziner und Gastronomen, Feinschmecker und Besserverdiener unterstützen die Bio-Bewegung und profitieren von ihr. Auch Manager und Staatsbeamte, die ihr Handeln gemeinhin nicht von Glaubensregeln und ideologischen Programmen leiten lassen, setzen auf Bio. Weil es einfach besser ist, vernünftiger.

Die Stadtwerke München beispielsweise spendieren jedem Bauern, der seinen Betrieb im Einzugsbereich der Münchner Wasserversorgung auf Bio umstellt, 280 Euro pro Hektar: exakt jenen Betrag, der den Landwirten durch die Umstellung aufgrund geringerer Erträge verloren geht. Die Stadtwerke Meve verfahren genauso: »Wir wollen langfristig das Trinkwasser schützen«, sagt der dortige Wasser-Manager Wolfgang Schoofs. Der Erfolg: Alle 31 Landwirte im Wasserschutzgebiet sind dabei.

Auch den Pflanzen tut Bio gut. Und wenn bislang im Stall eingepferchte Fleischlieferanten wieder ins Freie dürfen, dann blühen Blumen wieder auf, die schon vom Aussterben bedroht waren: der Gemeine Wasserhahnenfuß, die Graugrüne Sternmiere, der Dreimännige Tännel und die Wiesen-Flockenblume. Die neue Blüte verdankten sie Schweinen, die sich in ihrem Lebensraum suhlten, bei einem Versuch in Brandenburg. Insgesamt nahm die Zahl der Pflanzen im dortigen Untersuchungsgebiet um 60 Prozent zu. Von Vorteil ist die naturfreundliche, chemiefreie Wirtschaftsweise natürlich auch für die Tiere. Das merken nicht nur Wissenschaftler wie jene vom Wiener Ludwig-Boltzmann-Institut, sondern auch die Bauern selber. Denn: Sie müssen seltener den Viehdoktor rufen, auch Arznei wird weniger gebraucht. »Unsere Tierarztkosten sind lächerlich niedrig«, sagt Verena Barth, die den Hof Aufurth bewirtschaftet, einen 600 Jahre alten Familienbetrieb zwischen Osnabrück und Bremen, mit alten Tierrassen und »Neuland«-Siegel: Maximal 8 Euro pro Kuh für Wurmkuren gebe sie aus.

Vielleicht ist Bio auch besser für die Zukunft der Menschheit. Denn Bioköstler sind fruchtbarer: Nach einer Untersuchung des städtischen Krankenhauses im dänischen Aarhus hatten die Bio-Freunde unter den Männern doppelt so viele lebende und fruchtbare Spermien wie der Durchschnittsmann. Die Ursachen lägen, so die Forscher, allerdings auch hier im Dunkeln. Ein weiterer Vorteil ist, dass eine Naturköstler-Sippe sogar billiger ernährt werden kann als eine Familie, die sich mit dem Inhalt herkömmlicher Supermarktregale verköstigt. Denn trotz der höheren Kosten von Öko-Fleisch und Bio-Gemüse gibt ein Bio-Haushalt nach einer Studie der Universität Hohenheim weniger fürs Essen aus.

Vermutlich würden noch viel mehr Leute Naturkost kaufen, wenn sie mehr Vertrauen in die Qualitätsversprechen haben könnten. Die immer wieder aufgedeckten Öko-Betrügereien stärken das Vertrauen in die Lauterkeit der Bio-Leute nicht unbedingt. Die Bio-Betrüger bewegen sich allerdings in einer Branche, die seit jeher zu Bluff und Schwindel neigte.

Denn auch die normale, konventionelle Nahrungsproduktion ist keine Veranstaltung von lauter moralisch gefestigten Ehrenmännern. Die ganze Lebensmittelbranche scheint anfällig für Lumpereien und Betrug. Schon im Mittelalter waren die Märkte in den Städten ein idealer Tummelplatz für Fälscher und Betrüger. Marktweiber und Viehhändler – die zuständigen Berufe hatten keinen übermäßig guten Leumund. Und es ist heute, im Zeitalter der Globalisierung der Nahrungsproduktion, nicht unbedingt besser geworden.

3. Dunkle Ställe
In den Grauzonen der Lebensmittelproduktion

Tricks mit Trauben: Proseccofälscher linken Aldi-Kunden | Die Schleichwege der Fleischmafia ins Supermarktregal | Chinesischer Honig: süß mit leicht giftiger Note | Verbotene Gifte im Bodensee-Obst | Schneller altern: Superprofite mit betrügerischem Weinhandel

Die Blasmusik gilt als volkstümlich, ja bodenständig. Moderne Blasmusiker aber kommen herum in der Welt, sie reisen auch in ferne Länder. So kamen schwäbische Blasmusiker einst auf einem Ausflug bis Ungarn. Dort besichtigten sie, zwischen ihren Auftritten, eine Sauerkrautfabrik im Städtchen Veces.

Zu ihrer großen Überraschung sahen sie dort ganze Paletten voller Sauerkrautdosen mit deutschem Etikett. Und weil die Musikanten aus dem Städtchen Winnenden bei Stuttgart kamen, kam ihnen der Hersteller sehr bekannt vor: Auf den Dosen mit dem Ungarn-Kraut prangte groß der Name Manz. Der war den Schwaben geläufig: Der Manz war, bis dahin, als Hersteller schmackhaften Krauts von den Fildern bekannt, jenem ausgedehnten Kohl-Anbaugebiet beim Stuttgarter Flughafen. »Jetzt wissen wir wenigstens, wo's Filderkraut herkommt«, scherzte damals Erich Hirschmann, der Vorsitzende des Musikvereins. So ist das aus der *Stuttgarter Zeitung* überliefert. Leider stieß das eingedeutschte Kraut nicht überall auf solch heitere Gelassenheit. An der Grenze im bayerischen Bad Reichenhall jedenfalls stoppte ein Zöllner einen Sauerkrautlaster der Firma Manz wegen »irreführender Herkunftsangaben auf den Etiketten«. Staatsanwälte nahmen die Ermittlungen auf, der Sauerkrautfälscher Hermann Manz wurde angeklagt und zu fünf Jahren und neun Monaten Haft verurteilt, wegen fortgesetzten Subventionsbetrugs in Höhe von insgesamt 2,2 Millionen Euro.

Das war 1988: Ein früher Fall von Fälscherei, der indessen nicht der Erste war und nicht der Letzte bleiben sollte. Denn wo üppige Profite locken, wird geschwindelt, geschmuggelt und betrogen. Dabei sind die traditionellen Agro-Industriellen keineswegs mit höherer Moral gesegnet als die neuen Öko-Schwindler. Es scheint eher, als ob der herkömmliche Nährstand in

Folge längerer Übung und höherer Marktanteile auch bei den nicht ganz legalen Geschäften einen Vorsprung hätte.

Fälscher und Betrüger gab es in der Antike, im Mittelalter, und es gibt sie im 21. Jahrhundert. Lug und Trug grassieren weltweit, von Tokio bis zum Bodensee. Im Herbst 2001 etwa nahm die Staatsanwaltschaft im oberschwäbischen Ravensburg Ermittlungen auf gegen Obstgroßhändler, die Äpfel aus Polen und Belgien zu Bodensee-Obst umgewidmet und in »größeren Mengen« über mehrere Supermarktketten in Deutschland verkauft haben sollen. Gleichzeitig gerieten drei Raiffeisen-Märkte in Verdacht, nicht zugelassene Pflanzenschutzgifte verkauft zu haben. Besonders pikant: Unter den Ertappten waren auch solche Erzeuger, die das »Herkunfts- und Qualitätszeichen Baden-Württemberg« führten, das strenge Anbauregeln und heimische Herkunft garantieren soll. Legal, illegal, ganz egal: Die Agro-Branche und der Lebensmittelhandel nehmen es mit den Gesetzen oft nicht so genau. Und die Globalisierung erleichtert die krummen Geschäfte.

Im Frühjahr 1996 untersuchten japanische Zollbehörden verschiedene Lieferungen von Makrelen aus Europa. Doch in den Kisten fand sich stattdessen Walspeck, 60 Tonnen insgesamt, der war illegal importiert worden über eine norwegische Briefkastenfirma. Im gleichen Jahr verwandelte sich Wildschweinfleisch aus Polen auf dem Weg in deutsche Supermärkte auf wundersame Weise in Hirsch – zwecks Umgehung eines Importverbots, das wegen der Schweinepest verhängt worden war. Antilopenfleisch wiederum, als solches durchaus schmackhaft, wird schon mal zu Gunsten der Vorlieben deutscher Genießer zu Reh umgewidmet. 10 Prozent aller Rehkeulen und -rücken, die 1996 bei Routinetests in Baden-Württemberg überprüft wurden, entpuppten sich als Afro-Ware, zum Beispiel Gazelle. Und schon 1994 war eine Firma vom Bodensee aufgeflogen, die 475 Tonnen holländischer und italienischer Äpfel als »Bodensee-Obst« verkauft hatte, der Chef bekam damals elf Monate auf Bewährung.

Bodensee-Obst hat eben ein prima Image – auch wenn bei der Produktion üppig Pflanzenschutzgift zum Einsatz kommt, zuweilen sogar illegales, wie sich 2001 herausstellte. Über 100 Bauern hatten damals verbotene Gifte versprüht.

Besonders anfällig scheint der Lebensmittelmarkt für Fälschereien. Asiatische Flundern wurden in Holland zu Nordsee-Scholle aufgewertet. 2005 wurde von Fleischhändlern in Stuttgart tonnenweise litauisches Rindfleisch »germanisiert«, wie das die Fachleute nennen. Das Amtsgericht verurteilte 2009 den Chef und einen Mitarbeiter zu 7200 und 3150 Euro Geldstrafe. Das Fleisch war zwar einwandfrei, nur eben nicht deutsch genug.

Auch im Wein liegt nicht stets die reine Wahrheit. Im Jahr 2000 fanden italienische Ermittler heraus, dass der Lieferant des deutschen Top-Discounters Aldi seinen Prosecco gefälscht hatte. Ungeachtet des Verdachts hielten die Aldi-Einkäufer an ihrem Schaumweinproduzenten fest – der schließlich seine Panschereien gestand und zu acht Monaten Gefängnis auf Bewährung verurteilt wurde, weil er 3,3 Millionen Flaschen Prosecco gefälscht und verkauft hatte.

Immer wieder fliegen Panscher auf. 2008 kam heraus, dass große italienische Weinkellereien ihr Getränk zu wesentlichen Teilen weder im Weinberg noch im Keller produzieren ließen, sondern im Chemielabor: Sie nahmen Zucker, Düngemittel, Schwefel- sowie Salzsäure, auch ein bisschen Wasser und ein Drittel Traubenmost, immerhin – und fertig war das Ersatzgetränk. 70 Millionen Liter sollen sie so hergestellt haben – und ihren Gewinn fast verdoppelt. Das war Billigwein für die Supermärkte. Doch auch der edle Brunello die Montalcino erwies sich im gleichen Jahr als betrugsanfällig: 13 Kellereien hatten nach den Ermittlungen der Polizei entgegen den Vorschriften nicht nur die lokalen Sangiovese-Trauben verwendet, sondern sie mit Merlot und Cabernet Sauvignon aus Süditalien gemischt. Auch das ein profitables Geschäft.

Noch einträglicher ist freilich die künstliche Alterung: Fälscher verkauften, wie 2006 bekannt wurde, junge Weine als alte Raritäten. Das kann dann leicht ein paar tausend Euro Profit einbringen – pro Flasche. In dem bis anhin größten Skandal ermittelte auch das FBI. Sogar der von den Medien stets hofierte Weinsammler Hardy Rodenstock war, wie das Magazin *Stern* 2007 enthüllte, in die Affäre verwickelt.

Die öffentliche Empörung hielt sich in diesen Fällen in Grenzen. Es ist ja auch letztlich egal, ob man alten oder jüngeren Wein trinkt, Hirsch oder Wildschwein, Antilope oder Reh isst. Und ob Bodensee-Obst besser schmeckt als polnisches oder belgisches, ob es gar gesünder ist, das ist sehr die Frage. Bedenklicher erscheinen kriminelle Machenschaften, wenn die Gesundheit ins Spiel kommt.

Auf dem Höhepunkt der Krise um den Rinderwahn BSE im Jahr 1997 zeigte sich, wie die Verknüpfungen der Märkte sowie die illegalen Warenströme, von denen bis dahin die Öffentlichkeit gar nichts wusste, zu einer möglichen Gefahr für die Gesundheit werden können. Und es zeigte sich auch, dass im ehedem harmlos erscheinenden Schiebergeschäft internationale Organisationen mit erheblicher krimineller Energie aktiv sind.

Aachener Zollfahnder deckten Anfang des Jahres einen zunächst eher unspektakulären Subventionsbetrug mit ostdeutschen Rindern auf: Sie litten an Leukose, einer für Menschen unschädlichen Blutkrankheit. Ein mit Haftbefehl gesuchter belgischer Viehhändler hatte die Tiere auf dem Papier in hochwertiges Zuchtvieh verwandelt und Subventionen in Höhe von 3,3 Millionen Euro erschwindelt. Im Sommer 1997 zeigte sich dann, dass eine unerwartete Verbindung besteht zwischen internationalen Kriminellen und den ganz gewöhnlichen Supermärkten.

Über 2000 Tonnen BSE-verdächtigen britischen Rindfleischs waren illegal, lange bevor die ersten deutschen BSE-Rinder im Fernsehen vorgeführt wurden, auf den europäischen Markt gelangt, belgische Zeitungen berichteten von 10 000 Tonnen, und die Vorsitzende des BSE-Kontrollausschusses im Europaparlament, Dagmar Roth-Behrendt (SPD), meinte gar: »Es könnte noch viel mehr sein.« Und sie wusste auch, wer hinter den Schiebereien steht: »Das ist organisierte Kriminalität. Die reicht von Großbritannien über Belgien nach Russland.« Eine sehr verschlungene, auf vielen Wegen verdunkelte Verbindung führt allerdings in deutsche Supermärkte. Eine Verbindung, bei der irgendwann die Legalitätsgrenze überschritten wurde. Wie im Falle der Schwindel-Eier schafften es die Kriminellen, die BSE-verdächtige Ware aus der Sphäre des Ungesetzlichen in den seriösen Raum zu befördern, über eine Grauzone, in der nur schwer auszumachen ist, wo die Kriminellen agieren und wo die ehrbaren Kaufleute. Dass die Supermärkte ihren Nachschub mitunter aus Quellen beziehen, deren Seriosität nicht über jeden Zweifel erhaben ist, erfuhr das Publikum bei dieser Gelegenheit, und auch, dass die Behörden über jene Grauzonen des Lebensmittelmarktes nicht immer im Bilde sind.

Über 620 Tonnen britischen Beefs waren nach Deutschland gelangt, über einen Hamburger Importeur. Und plötzlich zeigte sich, welche Warenströme, ansonsten unsichtbar, den Kontinent durchziehen.

Eine Fabrik in Dresden etwa erhielt 67 Tonnen, verarbeitete sie zu Wurst und schaffte die Produktion komplett nach Usbekistan. Zehn Tonnen Briten-Beef verarbeitete ein Betrieb in Bielefeld zu Fleischwurst – und verkaufte sie bundesweit. Ein Unternehmen in Stuhr bei Bremen verarbeitete vier Tonnen zu Labskaus und verkaufte die 8100 Dosen an ein Hamburger Handelsunternehmen. Einen Teil konnten die Behörden noch festhalten, doch 1700 Dosen waren schon an die Supermärkte gegangen.

Die Behörden warnten daraufhin vor diversen Labskaus-Erzeugnissen – von deren Existenz und Vielfalt die Süddeutschen bis dahin gar nichts wussten: »Original Langbein Labskaus«, »Reinekes Labskaus«, »Labskaus Exquisit«, »Altländer Labskaus«, »Uwes Labskaus«, »Labskaus zum Krabbenfischer«. Immerhin konnten die norddeutschen Labskaus-Erzeuger ordentlich nachweisen, welche Marken möglicherweise Briten-Beef enthielten. Das Fleisch hingegen, das über einen Augsburger Händler in der Frankfurter Großmarkthalle verkauft wurde, war nicht mehr zu identifizieren: Die Würste wurden irgendwie an irgendwen verkauft, die Ware sei, so stellte ein Veterinär aus dem Ministerium fest, »ohne Papiere über die Theke gegangen«.

Die »Schleichwege der Fleischmafia«, notierte die *Süddeutsche Zeitung*, sind verworren. Es war nicht einmal klar auszumachen, ob das Fleisch direkt aus Großbritannien oder aus Irland oder eher aus Frankreich gekommen war. Vielleicht auch aus den Niederlanden. Dort waren schon im Frühjahr 1600 Tonnen aus dem Vereinigten Königreich gelandet, unter Mitwirkung belgischer Firmen. Denn schon 1994 hatten sich belgische Unternehmen von zweifelhaftem Ruf an illegalen Geschäften beteiligt. Damals war Fleisch aus Osteuropa durch verschiedene Länder gekarrt worden, angeblich, um es nach Afrika zu exportieren. Unterwegs wurde es jedoch gegen Schlachtabfall umgetauscht – den Abfall bekamen dann die Afrikaner, die Europäer das Ost-Fleisch.

Ein Konglomerat verschiedener, häufig die Firmennamen und Eigentumsverhältnisse wechselnder Firmen ist, wie die belgische Zeitung *De Morgen* berichtete, auch in den illegalen Handel mit Masthilfsmitteln verstrickt. Die Mafia scheut dabei vor Mord nicht zurück: Der belgische Tierarzt Karel Van Noppen wurde 1995 von einem Berufskiller ermordet, weil er den Hormonhändlern auf die Spur gekommen war. Die Behörden in mehreren europäischen Ländern ermittelten daraufhin gegen die mafiöse Vereinigung, die 1996 über 1000 Tonnen Hormon-Fleisch aus den USA importiert und sich daneben dem profitablen Geschäft mit BSE-verdächtigem britischem Embargo-Fleisch zugewandt hat.

Der Rinderwahn hat, ironischerweise, den großen Vorzug, dass das Publikum regelmäßig staunenswerte Details aus dem Fleischfach erfährt. So fragte die *Süddeutsche Zeitung* Ende Februar 1998 ihre Leser: »Wo zum Teufel steckt Anita?« Sie meinten ein Rindvieh, das, BSE-krank, am 3. Februar 1995 aus der Schweiz nach Bayern gekommen war, zu einer Zeit also, da Deutschland amtlich als »BSE-frei« galt. Das Leben von Anita ist recht genau dokumentiert, so war der Öffentlichkeit beispielsweise bekannt, dass die Kuh von ihrem bayerischen Besitzer in »Maise« umbenannt wurde. Auch blieb ihr Liebesleben nicht verborgen, dank der *Süddeutschen Zeitung:* »Maise zum Beispiel soll bereits drei Monate nach ihrer Ankunft in Bayern ein oberflächliches Techtelmechtel mit dem Bullen Rahan Nr. 60 149 gehabt haben.« Auch habe sie, »wie die Papiere sagen, dem Rahan zwei gesunde Buben geboren«, jene aber rabenmuttermäßig vernachlässigt, denn schon »wenige Monate nach deren Geburt standen die Zwillinge bereits brutal voneinander getrennt in anderen Ställen«. Das Weltblatt nahm sich der Vorgänge in den Ställen, drei Jahre nach Anitas Einwanderung, deshalb so detailfreudig an, weil im Februar 1998 plötzlich herauskam, dass Anita gar nicht Anita war. Das Schweizer Bundesamt für Veterinärwesen hatte Gehirnproben untersucht und festgestellt, dass das Rind zweifelsfrei BSE-krank, dass es aber »sicher nicht die Anita« war, wie Marc Vandevelde, BSE-Experte an der Universität Bern, sagte. Irgendwie hatte das Tier wohl seine Ohrmarke verloren.

In gewisser Weise hatte der damalige Präsident der Deutschen Landwirtschafts-Gesellschaft (DLG), Philip Freiherr von dem Bussche, schon Recht, als er im Hinblick auf die Rinderseuche BSE Anfang 1998 meinte: »Gerade über die Tierproduktion wissen die Verbraucher noch viel zu wenig.« Ob mehr Aufklärung allerdings die Skepsis im Publikum schwinden lässt, wie Bussche hofft, scheint fraglich, denn die unschönen Praktiken sind ja nicht auf ferne Länder wie Großbritannien beschränkt, und nicht nur die mörderische Mafia aus Belgien neigt zu ungesetzlichen Taten. Jene deutschen Höfe, die BSE-Kühe großgezogen hatten, galten oft geradezu als Musterbetriebe moderner »Tierproduktion« – was zeigt, mit welchen Risiken diese Produktionsweise behaftet ist.

Oft sind es auch ganz normale Landwirte, die mit illegalen Praktiken auffallen, und manchmal können sie, so beteuern sie, nicht einmal etwas dafür, dass in ihrem eigenen Stall Verbotenes geschieht. Denn die Agro-Industrie hat, was das Vertrauen nicht direkt befördert, Verhältnisse geschaffen, die undurchschaubar sind und kompliziert. Da ist nicht immer klar, wer der Bösewicht ist, wen die Strafverfolger ins Gefängnis stecken können.

Jenes Häuschen im Westfälischen zum Beispiel, in einem Dorf im Landkreis Borken, sieht hübsch aus, wie eines von anständigen Leuten. Am Waldesrand ist es gelegen, mit Klinkern verputzt, im Vorgarten blühen Blumen und Büsche, eine kleine Sitzgruppe lädt zum Verweilen ein. Hier wohnt der Bauer mit seiner Familie. Das Gebäude dahinter ist kaum zu sehen: ein länglicher Bau ohne Fenster, schmutzig braun. Das sieht weniger wohnlich aus: Es ist der Stall, hier leben die Kälber. Von ihnen ist indessen nichts zu sehen; sie sind eingesperrt in dauernder Dunkelhaft, dicht an dicht in kleinen Boxen. Den Behörden ist das unauffällige Anwesen ein Begriff: Bei Kontrollen fiel auf, dass die Kälber aus diesem Stall mit einem illegalen Medikament behandelt worden waren, einem hoch wirksamen Breitbandantibiotikum. Bei Menschen wird es nur im äußersten Notfall eingesetzt, bei Typhus etwa oder Hirnhautentzündung. Denn das Mittel hat, zumindest bei empfindlichen Leuten, erhebliche Nebenwirkungen. Es kann gar, in extremen Fällen, zum Tode führen. Die Schätzungen schwanken, wie viele Menschen zu den Empfindlichen zählen. Manche Mediziner meinen, einer unter 10 000 Einwohnern, andere sagen, einer von 200 000.

Das Medikament namens Chloramphenicol (CAP) kann die Bildung von roten Blutkörperchen im Knochenmark stören und die sogenannte aplastische Anämie auslösen. Neugeborene, die das Präparat nicht abbauen, können am sogenannten »Grey-Syndrom« erkranken: Sie färben sich grau und sterben im ungünstigsten Fall an Herz-Kreislauf-Versagen. Überdies steht CAP im Verdacht, Föten im Mutterleib sowie das Erbgut zu schädigen. Die Weltgesundheitsorganisation hat in einer Studie zahlreiche Fälle dokumentiert, in denen das Arzneimittel unheilvolle Folgen hatte: Eine 73-jährige Frau, die lediglich am Auge behandelt worden war, starb binnen zweier Monate. Ein Patient erkrankte, 23-jährig, nach zwölf Tagen in Folge der CAP-Behandlung an aplastischer Anämie und starb wenig später. Ein sechsjähriges Mädchen bekam vier Tage lang die tückische Arznei, erkrankte unmittelbar darauf an aplastischer Anämie und ein halbes Jahr später an Leukämie.

Zwar sind diese schrecklichen Folgen nach direkter Behandlung mit dem Medikament eingetreten, doch wissen die Ärzte nicht, welche Dosis welche Wirkungen hat. Deshalb ist völlig unklar, ob auch Reste von CAP in Lebensmitteln wie etwa Fleisch ähnlich gravierende Auswirkungen zeitigen können. Die Europäische Union hat deshalb beschlossen, dass Lebensmittel keinerlei Rückstände davon enthalten dürfen, weil sie »in jeder Konzentration eine Gefahr für die Verbraucher darstellen«.

Den Landwirten fiel der Abschied von dem nunmehr zum Tabu erklärten Mittel dennoch schwer. Sie gaben es ihren Tieren gern im Winter, gegen Erkältungsfolgen wie Bronchitis. Auch nachdem das Verbot im August 1994 in Kraft getreten war, wurden immer wieder Spuren davon gefunden: im ersten Halbjahr 1995 in Kalbsproben, in Fleisch von Rindern, Schafen, Kühen, Schweinen. Bei bundesweiten Routineuntersuchungen waren 15,6 Prozent aller Kalbfleischproben CAP-positiv, bei Schweinen, die in hessischen Schlachthöfen untersucht wurden, immerhin 8,3 Prozent, in Schleswig-Holstein gar 19,4 Prozent. Und selbst im Januar 1996 waren bei Stichproben noch 10 Prozent der Kälber belastet. Deutschlands oberste Verbraucherschutzbehörde, das Berliner Bundesinstitut für gesundheitlichen Verbraucherschutz und Veterinärmedizin (später Bundesinstitut für Risikobewertung, BfR), schlug Alarm, nachdem sie die »breit gestreute missbräuchliche Anwendung« festgestellt hatte, und warnte vor der »nicht auszuschließenden Gesundheitsgefährdung« der Verbraucher. So ist es nicht ganz einfach, ein aufgrund von Gesundheitsgefahren erlassenes Verbot auch durchzusetzen. Zum einen liegt es an der Globalisierung, die dazu führen kann, dass von anderswo Ungesundes an Lebensmitteln importiert wird: So musste der Billigsthändler Aldi Anfang 2002 tiefgefrorene Garnelen aus China zurückrufen, weil sie eben jenes Chloramphenicol enthielten. Auch Shrimps aus Vietnam, Indonesien, Thailand und Indien enthielten die Chemikalie. Und Honig sowie Gelée royale von chinesischen Bienen. Die chinesischen Imker hatten hunderttausende von Bienenstöcken mit dem Antibiotikum behandelt.

Nicht nur in China fehlt den Erzeugern oft ein gewisses Verständnis für die Bedürfnisse der Verbraucher. Staatlicher Gift-Bann stößt auf Unmut – denn das Gift ist dem Landwirt schließlich eine große Hilfe, wütete Franz B., Bauer aus Westfalen: »Chloramphenicol war eins von den besten Medikamenten, die's gab. So was nehmen die vom Markt. Die sind ja bekloppt.«

Franz B. sieht nicht sehr gesund aus, er hat fleckige Haut, Übergewicht. Sein Wohnzimmer ist, selbst im Winter, oft abgedunkelt. Auch seine Kälber leben dauernd im Dunkeln. Als nach dem Verbot in seinem Stall 50 Proben positiv waren, wurden gleich 500 Kälber abtransportiert. Dabei fühlt er sich gar nicht unbedingt verantwortlich, denn bei ihm kommt jede Woche ein Lastwagen aus Holland und bringt Futtermittel fürs Vieh: Franz B. ist ein sogenannter Lohnmäster, vermietet gewissermaßen nur die jeweils 1,5 Quadratmeter, auf denen ein Kalb steht.

Das ist hier im Westfälischen, nahe der holländischen Grenze, häufig so, sagt ein anderer Bauer. Johannes K., der auch nicht wirklich so heißt, ist ein freundlicher, älterer Herr aus dem Nachbardorf, dessen Kälber ebenfalls CAP im Blut hatten. Er selbst, sagt K., könne aber nichts dafür: »Wir kriegen die Kälber gebracht, wir kriegen das Futter gebracht, und wir kriegen die Medikamente gebracht.« Auch die Tierarztrechnungen werden über Holland abgewickelt. Ganz in der Nähe, an der Bundesstraße, hat die holländische Firma eine Filiale. Die ist meist verwaist. Leben kehrt vor allem dann ein, wenn die Kälber hier umgeladen werden. Wenn die holländischen Tiere dann im Westfälischen gemästet worden sind, mit holländischem Futter, holländischen Medikamenten, nach holländischen Regeln, dann hat sich ihre Staatsangehörigkeit übrigens wundersam geändert: »Dann sind das praktisch Deutsche«, sagt der zuständige Veterinär von der Arzneimittelüberwachung in der nahen Kreisstadt.

Die Verhältnisse sind ziemlich kompliziert geworden im Nährstand. Der Bauer wohnt wohl noch auf dem Lande, er ist auch noch irgendwie erdverbunden. Doch für sein Tun übernimmt er nur noch beschränkte Haftung. Er ist nicht mehr der Bauer, der im Märzen sein Rösslein einspannt, der fest verwurzelt ist mit seiner Scholle. Er ist oft nur noch ein Rädchen im agro-industriellen Komplex, einem weltumspannenden Business, das Tiere und Pflanzen »produziert« statt Waschmaschinen und Autos. Und das äußerst effektiv: Kaum ein Industriezweig hat seine Produktivität so gesteigert wie die Agro-Industrie. Die europäische Landwirtschaft hat ihre Erträge der Rinderhaltung in den letzten 40 Jahren verdoppelt, die Weizen- und Schweineproduktion verdreifacht, die Maisernte gar um das 13-Fache erhöht. Ein einziger Landwirt ernährt heute, kaum vorstellbar, über 100 Menschen. Sein Tun ist daher von allergrößtem Nutzen. Bedenklich ist indessen, wenn er für sein Handeln keine Verantwortung mehr übernehmen kann, wenn er nicht mehr Herr ist im eigenen Haus, keine Kontrolle hat über das, was im Stall passiert. Denn in der Hightech-Landwirtschaft hat der Bauer eine Bedeutung, die er früher nie hatte. Er wirkt auf seine Umwelt ein wie nie zuvor in der Geschichte und richtet dabei wachsenden Schaden an. Sein Tagwerk wird mehr und mehr zum Risiko, für die Umwelt, für die Gesundheit der Tiere, und oft auch für die Gesundheit der Menschen.

4. Süßer Mist
Die Hochrisiko-Landwirtschaft

Offene Wunden und eine schleichende Persönlichkeitsveränderung: die Wirkung der rätselhaften Algen | Störung im Gehirn: Auf dem Lande leiden die Kinder | Millionen von Schweinen sinnlos getötet | Die Hamburger-Epidemie in Amerika | Bienen werden vor dem Gift gewarnt, die Menschen nicht

Howard Glasgow zeigte seltsame Persönlichkeitsveränderungen. Er wurde immer vergesslicher, unerklärliche Stimmungsschwankungen bemächtigten sich seiner, mitunter hatte er Wutausbrüche aus nichtigem Anlass.

Die Gründe lagen anfangs völlig im Dunkeln. Glasgow war damals 37 Jahre alt und Wissenschaftler an der Norm Carolina State University im US-amerikanischen Raleigh. Wenn ihn seine Frau Aileen morgens, bevor er ins Büro ging, bat, doch Milch mitzubringen, hatte er abends nicht nur die Milch vergessen, sondern auch das morgendliche Gespräch. Das war indessen kein Zeichen für eine neue Lässigkeit im Leben des peniblen Wissenschaftlers, sondern ein Merkmal jenes schleichenden Wesenswandels. Wenn er abends spät nach Hause kam, weckte er schon mal seine Frau auf und erregte sich über ein »nicht ordnungsgemäß aufgewickeltes« Staubsaugerkabel. Hinzu kamen körperliche Reaktionen: Er bekam Kopfschmerzen und Hautausschläge, ihm wurde schwindlig. Schließlich kamen noch Infektionen dazu, offene Wunden am ganzen Körper von bis zu 2 Zentimetern Durchmesser.

Glasgow arbeitete damals an der Erforschung einer aggressiven Alge. Und diese war, wie sich bald herausstellte, mit einiger Sicherheit der Auslöser seines Leidens.

Denn als er, es war im Dezember 1993, ein Aquarium öffnete, in dem eine Algenkolonie schwamm, spritzte Wasser auf seine Unterarme. Sofort begann dort die Haut zu brennen, es folgte ein heftiger Ausschlag. Das war das Letzte, woran er sich später erinnern konnte. Er verließ das Büro, irrte stundenlang in der Stadt herum, kam, wie er sagte, »wie im geistigen Nebel« zu Hause an. Am nächsten Morgen erschienen ihm die Buchstaben in der Zeitung wie Hieroglyphen. Weil Fische in der nahen Bucht massenhaft starben und Fischer von ähnlichen Symptomen berichteten wie der junge Wissenschaftler, wurde von Kollegen der Universität die Alge *Pfiesteria piscida* als Krankheitsauslöser identifiziert. Die Forscher fanden auch bald heraus, weshalb sich die Alge so vehement ausbreitete: Sie hatte Nahrung im Überfluss – dank der Abwässer aus der industriellen Schweineproduktion. Mit 10 Millionen Schweinen liegt der US-Staat North Carolina auf mit an der Spitze der US-Produktionsstatistik. Und nicht nur die Küsten wurden überdüngt, auch die Felder: 9,5 Millionen Tonnen Gülle jährlich trieben die Nitratbelastung der Trinkwasserbrunnen so in die Höhe, dass 30 Prozent von ihnen, lägen sie in Deutschland, wegen Grenzwertüberschreitung stillgelegt werden müssten. Die Behörden allerdings waren, trotz wissenschaftlicher Nachweise und massiver Petitionen von Betroffenen, nicht bereit, den Agro-Ausstoß als Ursache für die Algenverseuchung der Küste anzuerkennen: »Fische sterben aus allerlei natürlichen Gründen«, so die Einschätzung offizieller Stellen.

Der Fall, über den die *New York Times* und die deutsche Zeitschrift *mare* in ausführlichen Reportagen Anfang 1997 berichteten, ereignete sich in den USA. Doch auch in Deutschland und Europa mehren sich Nachrichten über die schädlichen Nebenwirkungen der Agro-Industrie. Und auch hierzulande wurden die Giftopfer im ländlichen Raum von den Behörden zumeist allein gelassen.

Die Agro-Szene selbst, die Gifthändler, die Landwirte aus dem Raiffeisen-Milieu hängen, die Folgen für Leib und Leben zumeist nicht an die große Glocke. Dabei sind sie weitaus mehr betroffen als die Stadtbevölkerung, die allenfalls minimale Spuren von Giften als Rückstände auf Erdbeeren, Paprika, Salat aufnimmt. Auf dem Lande leiden vor allem die Kinder: Bei ihnen ist mitunter, wie in Studien nachgewiesen wurde, die Gehirnentwicklung gestört, die Lernfähigkeit, die Geschlechtsentwicklung. Die Forscherin Elisabeth Guillette von der Universität im amerikanischen Florida fürchtet gar, dass aufgrund der Gifteinwirkung aufs Hormonsystem manche Mädchen, wenn sie später Mütter werden, ihre Kinder nicht mehr stillen können.

Die Britin Georgina Dawns hat dafür gekämpft, die Leiden der Landbevölkerung am Gifteinsatz anzuerkennen. Sie war elf Jahre alt, als sie zum ersten Mal Bläschen in der Mundhöhle wahrnahm, just zu der Zeit, als ihr Nachbar im Hügelland von Sussex im Südwesten Englands begann, seine

Äcker großflächig mit Gift einzusprühen. Mit 18 wurde Georgina ins Krankenhaus eingeliefert: Nervenschäden, eine chronische Muskelschwäche.

Mit 35 erreichte sie einen spektakulären Sieg vor Gericht: Der High Court in London befand im November 2008, dass die Landbevölkerung vor den Giftgefahren zu wenig geschützt werde. Während für Bienenvölker eine 48-stündige Vorwarnzeit gelte, werden die menschlichen Landbewohner schutzlos den Schadstoffen ausgeliefert. Künftig, so der Richter, müssten die einschlägigen EU-Direktiven geändert, die wahren Pestizidrisiken untersucht und die Kontrollen verbessert werden.

Die Landwirtschaft, eigentlich berufen, Leben zu erhalten, Lebensmittel zu erzeugen, richtet sich, in ihrer industrialisierten Form, mehr und mehr gegen das Leben. Die aggressive Form der Naturausbeutung richtet die Natur zugrunde.

In den Augen des Publikums wird die Agro-Branche gar zu einer mörderischen Branche. Dafür sorgen immer wieder jene Bilder im Fernsehen von Kühen, die in Brennöfen verenden, ungenießbar geworden, ein lebensgefährliches Risiko, wie viele glauben. Von Schweinen, die vieltausendfach getötet und von Baggern abtransportiert werden, von gequälten Hühnern, Hähnchen, Puten. Ein krankes System, das mehr und mehr Krankheiten produziert und sich, ironischerweise, zuletzt auch gegen sich selber richtet.

Die Landwirtschaft kämpft seit Jahrtausenden gegen die Widrigkeiten der Natur, gegen Trockenheit, gegen Überschwemmungen. Der Kampf war sehr erfolgreich, in vielen Weltgegenden gibt es keine Hungersnöte mehr. Die Landwirtschaft produziert sogar Überschüsse.

Mittlerweile aber hat die industrialisierte Agrarproduktion gewaltige Nebenwirkungen. Die eingesetzten Chemikalien bedrohen nicht nur die Gesundheit der Agrarier. Sie sind mittlerweile zu einer ernstzunehmenden Gefahr für das Weltklima geworden. Allein in Deutschland ist die Landwirtschaft für 13 Prozent der ausgestoßenen Treibhausgase verantwortlich. 133 Millionen Tonnen CO_2-Äquivalente gelangen jährlich allein in Deutschland durch die Landwirtschaft in die Atmosphäre, so eine Studie der Verbraucherorganisation Foodwatch vom August 2008.

Die industrielle und damit arbeitsteilige Nahrungsproduktion hat gewaltige Transporte zur Folge. Die sogenannte Tierproduktion hat auch erhebliche Entsorgungsprobleme, durch die Reste der Schweine, Hühner, Rinder, die die Menschen hierzulande nicht essen möchten, weil sie am liebsten nur Filet und Hühnerbrüstchen hätten. Aber auch durch die Ausscheidungen der Tiere. Nach einem Report der Vereinten Nationen aus dem Jahr 2006 zählen die landwirtschaftlichen Nutztiere auf dem Globus zu den größten Bedrohungen für das Weltklima.

Die deutschen Landwirte richten durch den Einsatz von Pestiziden auch erheblichen materiellen Schaden an. Die 30 000 Tonnen an Giften, die alljährlich in Deutschland gegen Unkraut, Pilze und Schädlinge versprüht werden, verursachen nach einer Studie des Agrarökonomen Hermann Waibel im Auftrag des Bundeslandwirtschaftsministeriums einen Folgeschaden von 128 000 Millionen Euro, unter anderem durch die Vergiftungen bei Honigbienen oder die Wiederaufbereitung des belasteten Trinkwassers. »Hochrisiko-Landwirtschaft« nennt dies Bertrand Hervieu, Forschungsdirektor am Centre d'études de la vie politique français (Cevipol) in Paris.

Dabei gibt es kaum noch risikofreie Zonen. So verteilen sich etwa die Gifte der Agro-Industrie rund um den Globus, selbst menschenleere Gebiete fernab landwirtschaftlicher Anbaugebiete sind betroffen, bis hin zur Arktis. Nach Messungen im Rahmen des »Arctic Monitoring and Assessment Programme« sind die Bewohner der Nordpolregion sogar Mitteln ausgesetzt, die in vielen Industrieländern längst verboten sind, DDT und Lindan beispielsweise. Kinder dort sind mit bis zu zehnmal so hohen Konzentrationen dieser Gifte belastet wie ihre Altersgenossen in den südlichen Zonen Europas. Bei Eisbären, Fischen und Vögeln wurde Konzentrationen gemessen, die zu Immunschäden und Fortpflanzungsstörungen führen können. Das andere Ende der Welt, der Südpol, bekommt ebenfalls die Folgen der Turbo-Landwirtschaft zu spüren: Pinguine sind dort neuerdings durch ein Geflügelvirus bedroht, das »Infectious Bursal Disease Virus«. Der Erreger wurde dort 1997 zum ersten Mal entdeckt und ist, wie das Wissenschaftsmagazin *Nature* damals schrieb, »in der Geflügelindustrie der nördlichen Hemisphäre fast überall verbreitet«. Geflügelabfälle sind, vermutete das Magazin, die Quelle für die Konzentration in der Antarktis. Vögel könnten das Virus weiterverbreitet haben, in der Südpolregion wurde es vermutlich durch Menschen eingeschleppt. Besucher der Pinguinkolonien dort unten, Wissenschaftler und Touristen, müssen sich deshalb seither vor Betreten des Eises saubere Stiefel anziehen und frische Kleidung.

Von einer Trendwende ist nicht viel zu spüren. Bei Agro-Ausstellungen wie der weltgrößten Landwirtschaftsschau, der Messe »Euro-Tier« in Hannover, sind die Zukunftstrends zu besichtigen: automatisierte Fütterungsanlagen, Ausbrütmaschinen, Schlachtanlagen fürs Federvieh, an denen zu Demonstrationszwecken halb ausgeweidete Plastikhühner hängen. Und eine Art überdimensionale Kehrmaschine, mit der Schlachtgeflügel eingefangen und direkt aufs Fließband geworfen wird. Auch lebende Objekte sind zu sehen, zu riechen, zu hören.

Dieser Eber beispielsweise. Schon von weitem ist er zu orten, dank seines unschönen Duftes. Dann ist das Schwein zu hören, es quiekt erbärmlich. Schließlich ist der Eber zu sehen: In seinem Schau-Stall steht er, fast unbewegt. Er ist eigentlich kein Schwein, sondern ein überlanger Kotelettstrang, der auf Schweinshachsen steht. Hinten zeigt er zwei ausgeprägte Ausbeulungen, den Hinterschinken. Das ist kein Tier eigentlich, sondern ein lebendes Rohstofflager für Fleischwaren. Zumindest die Fleischwarenhersteller erfreuen sich an diesem Wesen. Das Pietrain-Schwein ist, laut Prospekt, »augenblicklich die begehrteste Schweinerasse der Welt«. Eigentlich ist das Tier eine belgische Konstruktion, aber auch der deutsche Zuchtverband Nord-West hat diverse Exemplare im Angebot, die sind laut Prospekt »großrahmig und lang«, mit »ausgeprägter Bemuskelung«. Wer den als Super-Samenspender nicht möchte, kann auch einen anderen Marken-Eber nehmen, etwa den »Pic-Hybrideber416«. Der ist »sprunggetestet«, zudem »vital und deckfreudig«. Angeboten wird dieses standardisierte Schwein von der Firma PIC, sie ist nach eigenen Angaben mit 130 000 verkauften Jungsauen der Marktführer in Deutschland. Weltweit verkauft der Zuchtkonzern mit Zentrale im britischen Oxfordshire 1,6 Millionen Hybridsauen und -eber im Jahr – modern, marktgerecht, eingebunden in die »internationale Arbeitsteilung« des Unternehmens.

In der arbeitsteiligen Schweineproduktion hat natürlich auch der Eber seinen Platz und seine Aufgabe. An zärtliche Techtelmechtel mit Schweinedamen ist dabei allerdings nicht im engeren Sinn zu denken. Der Eber hat eher einen Fabrikjob. In den »Intensivdeckzentren« beispielsweise ist er unentbehrlich, denn »ohne Eber läuft im Deckzentrum nichts«, wie die Zeitschrift *top agrar* anlässlich eines Tests von solchen Deckstationen schrieb. Allerdings muss der Eber selber seinen Trieb dämpfen, er hat eher die Rolle eines Animateurs für die rauschigen Schweinedamen, so *top agrar*. »Der Eber verfolgt den Ablauf sehr interessiert und unterstützt durch Geruch und Geräusche die problemlose Besamung.« Die allerdings übernimmt dann der Bauer, er komme von hinten durch die »Besamungstür«. Das Verfahren verhindert, dass nervöse Industrie-Eber beim Akt kollabieren, denn viele vertragen keine Aufregung mehr. Die Besamung mit Spritze ist auch schön billig: 2,70 Euro netto pro Portion, Variante Pietrain, ab 30 Tuben gibt es Rabatt, jedenfalls bei der Sperma-Firma GFS Ascheberg Rees, einer »Genossenschaft zur Förderung der Schweinehaltung«.

Die kleinen rosa Ferkel, die so gezeugt werden, erwartet, im Massenstall, kein schönes Leben. Manche sind sogar schon kurz nach der Geburt in Lebensgefahr: In den Gebieten, in denen die Schweinepest wütet, müssen auch kerngesunde Ferkel vorbeugend getötet werden, zusammen mit den erwachsenen Tieren.

So wird die Hochrisiko-Landwirtschaft zum Kostenrisiko für alle. Zwar ist das Schnitzel schön billig bei Rewe und Tengelmann, doch wenn in der Schweineproduktion oder der Beef-Industrie immer mal wieder eine Seuche ausbricht, dann muss natürlich der Steuerzahler einspringen, für die finanziellen Folgen der Billigproduktion.

Die Seuche wütet jetzt regelmäßig in Europa. Im Januar 2009 brach sie in der Kölner Gegend aus, bei Wildschweinen. Der Vorsitzende der Kreisjägerschaft, Hubertus Prinz zu Sayn-Wittgenstein, schloss laut *Kölner Stadtanzeiger* als Überträger sogar »eine Wurstscheibe aus dem Ausland, deren Fleisch ungenügend erhitzt worden ist« nicht aus.

Klar: Wurst aus dem Ausland. In Wahrheit ist die Ursache für die Ausbreitung und die massenhafte Tötung auch gesunder Tiere nicht eine Wurstscheibe oder ein Wildschwein, sondern die Massenhaltung von Schweinen in gigantischen Ställen, durch die sich Krankheiten in Windeseile ausbreiten können, und die arbeitsteilige Produktion und die weiten Reisen der Tiere.

2006 brach die Schweinepest in Nordrhein-Westfalen aus – auf Anordnung der Europäischen Union mussten 92 000 Tiere getötet werden. In den 90er-Jahren des vorigen Jahrhunderts gab es gleich mehrere Aktionen mit Massentötungen.

48 000 Schweine waren es Anfang 1997 in der Gegend von Paderborn, die ihr Leben lassen mussten. 12 000 in Niedersachsen im Februar. 100 000

wurden in jener Zeit insgesamt in Ostwestfalen-Lippe getötet, in Bayern 1269, in Italien 2100. Manches Mal gehen die Exekutionen in die Millionen: 1,6 Millionen Schweine mussten 1993 bis 1995 in Niedersachsen getötet werden, an die 10 Millionen seit Ausbruch der Seuche 1997 in den Niederlanden – der größte Massenmord in der Geschichte der industrialisierten Tierhaltung. Ein Drittel des niederländischen Staatsgebietes ist damals zur Sperrzone erklärt worden: »Hier darf keine Wutz mehr aus dem Stall«, berichtete der *Spiegel* im Frühsommer 1997. Und das Blatt kannte auch die Symptome: »Die Schweine fangen an zu husten und zu fiebern, ihre Ohren laufen blau an, bald darauf sind sie tot.«

In den Niederlanden leben 15 Millionen Menschen und 14,5 Millionen Schweine. Wenn es nach den Gesetzen der Natur ginge, brauchten die Tiere statt 2 Millionen Hektar landwirtschaftlicher Fläche das Siebenfache an Platz, damit Futter für sie angepflanzt und ihre Gülle als Dung entsorgt werden könnte. Dank Futterimport und Gülleexport kann das Land dennoch Schweinerekordler werden. Das hat auch unschöne Seiten: In manchen Gegenden im Süden an der Grenze zu Belgien stinkt die Massenproduktion so zum Himmel, »dass selbst der Reisende auf der Autobahn nur mit zugehaltener Nase passieren kann«, wie der Reporter der *Neuen Zürcher Zeitung* beobachtet hat.

Die millionenfache Pest stellte die Produzenten und Behörden vor tötungstechnische Probleme: Manche Tierärzte mussten fließbandmäßig mit der Giftspritze hantieren. Mobile Elektro-Exekutionsanlagen tourten durchs Land, 24 Tierkörperbeseitigungsanlagen in Holland, Belgien und Deutschland nahmen die Kadaver zur End-Sorgung auf.

Verantwortlich für die Schweine-Apokalypse ist die Massenproduktion, da waren sich die Experten einig. Der »Ferkeltourismus« quer durch Europa, die von den Tierproduktionskonzernen gepriesene Arbeitsteilung, die Enge in den Ställen und die Häufung von Tierfabriken in einer Region begünstigen die Ausbreitung der Seuche. Wie die riesige Epidemie aber ihren Anfang nahm, darüber rätselten die Experten. Vermutlich standen britische Soldaten am Anfang der Kette, die in Deutschland Dosen mit chinesischem Wildschwein verzehrten. Die Reste wurden nach dieser Theorie ans Borstenvieh verfüttert, von Paderborn aus kam der Erreger dann ins holländische Limburg. Einer anderen Legende zufolge seien baden-württembergische Ferkel schuld gewesen, die gen Norden tourten. Es könnte aber auch ganz anders gewesen sein, mutmaßte Jos Noordhuizen, ein niederländischer Professor für Viehhaltung: »Ein Lkw-Chauffeur, der in Estland mit dem Virus in Berührung kam und hier seinen ungewaschenen Overall im Stall liegen lässt, kann hier den Ausbruch von Schweinepest verursachen.« Hat die Pest erst einmal das Zentrum der Schweinefabrikation erreicht, kann sich das Virus leicht über die Ställe verteilen: »Mühelos«, so schrieb der *Spiegel*, »breitet sich der Erreger von Stall zu Stall aus, vom Züchter zum Mäster, er klebt an Gummistiefeln, Autoreifen und Händen, und vielleicht fliegt er auch durch die Luft.«

Die regelmäßig auftretende Pest sollte ein Lehrstück sein: Die Massenfabrikation bringt sich regelmäßig selbst zum Erliegen, sie produziert in unregelmäßigen Abständen nicht Nahrung, sondern bloß totes Fleisch, ungenießbar. Denn 1998 ging es im gleichen Stil weiter: Gleich im Januar mussten im größten deutschen Schweinebetrieb in Mecklenburg-Vorpommern über 60 000 Tiere getötet werden, über 900 000 in Spanien. Der zuständige niederländische Landwirtschaftsminister van Aartsen wollte daraus die Konsequenzen ziehen und den Schweinebestand um ein Viertel reduzieren. Die Massenproduktion sei für ihn, wie er 1997 auf dem Höhepunkt der Pestepidemie sagte, der »Prototyp eines Sektors, der alle Proportionen gesprengt hat«. Eine wenigstens mäßige Verschlankung, ja eine artgerechtere Neuorientierung sei nötig, zumal die Massenproduktion »über kurz oder lang ohnehin vor dem Aus stünde«. Womöglich stößt der Minister da auf Probleme. Zur Pressekonferenz kam er vorsichtshalber unter Polizeischutz. Denn die Schweinefabrikanten zeigten sich bislang nicht sehr einsichtig. »Die Viehzüchter praktizieren einen offenen Boykott der staatlichen Auflagen und verweigerten im vergangenen Jahr beispielsweise eine Registrierung des Schweinebestandes«, berichtete die *Neue Zürcher Zeitung* im Juli 1997. Einige neigten gar, so die NZZ, zu »perversen Reaktionen«, hätten gesunde Tiere angesteckt, »um in den Genuss der Aufkaufprämien zu kommen«. Die Pläne zum Bestandsabbau mussten dann auch »unter dem Druck der Bauern-Lobby« (NZZ) auf 20 Prozent reduziert werden.

Manche Kritiker meinten, den Agro-Fabrikanten sei die zyklisch auftretende Pest sogar ganz willkommen. Denn irgendwie hat sie ja auch ihr Gutes: Sie sorgt für Verknappung und steigende Preise. Wenn Millionen von wohlgemerkt vollkommen gesunden Schweinen auf den Müll kommen, lässt sich der verbleibende Rest teurer verkaufen. Und die Kosten für das Verfahren trägt der Steuerzahler.

Für das Publikum ist dies ein absurdes Phänomen: Eine industrielle Branche produziert mit derart riskanten Methoden, dass regelmäßig der Totalausfall ganzer Produktionschargen eintritt. Die fabrikneuen Erzeugnisse landen auf dem Müll, weil die Hersteller nicht in der Lage sind, ihren Produktionsprozess störungsfrei zu organisieren. Wenn Opel, Porsche oder Daimler-Benz regelmäßig ganze Güterzüge voller nagelneuer, glänzender Astra, Boxster oder S-Klasse-Limousinen aufgrund von Produktionsmängeln verschrotten müssten, dann würden die verantwortlichen Auto-Manager in die Wüste geschickt und in den abendlichen Tagesthemen noch Hohn und Spott über sie ausgekippt. Die Agro-Manager genießen hingegen öffentliche Unterstützung, lassen sich den Produktionsausfall aus der Staatskasse bezahlen und freuen sich über glänzende Profite.

Der Schnitzelfreund neigt angesichts solchen Gebarens zum Vegetarismus oder gar zu radikalen Lösungen. Ein Leser der *Frankfurter Rundschau* jedenfalls empfand »Wut von besonderer Qualität« nach Lektüre der Berichte von der Schweine-Front und schlug in einem Leserbrief vor, »zur Ausrottung der Seuche die Erzeuger dieser Krankheiten sowie deren Förderer vom Markt zu nehmen«. Die Welternährungsorganisation FAO drückt sich vornehmer aus: »Zu dichte Viehbestände« bildeten, so die FAO nach den Schweinepest-Tötungsaktionen, »einen gefährlichen Nährboden für Krankheiten«, besonders in Belgien, den Niederlanden und Norddeutschland. »Die Behörden sollten Initiativen bilden, um die Bestandsdichte zu verringern«, forderte die Organisation. Das wird wohl ein frommer Wunsch bleiben.

Denn die staatliche Förderung mangelhafter Produktion scheint nachgerade zum Prinzip geworden zu sein in der Agrarpolitik, nicht nur bei den Schweinen. Auch wer Kühe und Kälber produziert, die niemand will, weil drohender Rinderwahn die Lust auf Lende lähmt, muss sich ums Einkommen nicht sorgen, schließlich kauft der Staat die überschüssige Ware für gutes Geld auf. »Die Bauern sind froh, wenn ihre Kühe BSE haben. Das macht sie reich«, sagt ein Vertreter des britischen Landwirtschaftsministeriums laut *Spiegel*.

»Die BSE-Krise«, so die *Frankfurter Allgemeine Zeitung* »rührte an eine neue Schicht des Grauens, eröffnete allen, die es nicht wissen wollten, die Perversionen moderner Lebensmittelproduktion.« Im Rinderwahnsinn sah das Blatt gar »die apokalyptischen Reiter einer Zivilisationskrise« galoppieren. Der Wahnsinn aber, das unnötige Vernichten, scheint zum Prinzip geworden. »Das BSE-System«, so nannte die *Frankfurter Rundschau* die Praxis, Lebensmittel zu vernichten, anstatt sie zu essen, Leben zu erzeugen, um es zu zerstören.

Und das ist nicht nur beim Rinderwahn so: 40 bis 50 Millionen Küken müssen alljährlich allein in Deutschland ihr Leben lassen, weil sie das falsche Geschlecht haben: Weibliche Küken müssen sterben, weil sie für die Mast in Hähnchenfabriken das falsche Geschlecht haben. Umgekehrt werden die Männchen gemeuchelt, weil sie als Legehennen nicht eingesetzt werden können in den Eierfabriken.

Das Fabriksystem produziert nicht nur Tod und Krankheit, sondern auch jede Menge Mist. Die Zentren der Industrieproduktion ersticken schier daran. In Niedersachsen etwa ist die Agro-Industrie nach dem Automobilbau der wichtigste Erwerbszweig. Allein die Region Südoldenburg, in der 0,3 Prozent der deutschen Bevölkerung leben, erzeugt 9 Prozent aller Mastschweine, 13 Prozent aller Masthähnchen, 20 Prozent der Eier und über 30 Prozent der Mastputen. Ein einträgliches Gewerbe, bei dem die Wertschöpfung pro Beschäftigtem mit bis zu 45 000 Euro weit über dem produzierenden Gewerbe mit 30 000 Euro liegt.

Viel Kleinvieh macht viel Mist. Während sich die Hühnerbestände zwischen 1950 und 1994 versechzehnfachten, nahm die landwirtschaftliche Nutzfläche nur um etwa 25 Prozent zu. Auf dieser drängten sich zudem noch sechsmal so viele Schweine wie zuvor. Die Misthaufen auf dem knappen Land wachsen folgerichtig in den Himmel: Eine kleinere Eierfabrik mit 100 000 Legehennen produziert täglich 12 Tonnen Mist, das macht im Jahr 4380 Tonnen. Eine der größeren Fabriken mit 500 000 Hennen hat einen täglichen Auswurf von 60 Tonnen, 21 900 Tonnen im Jahr.

Die Branche, der die Exkremente fast bis zum Hals stehen, sucht in ihrer Not zu bizarren Lösungen Zuflucht. So hat die britische Firma Fibrowatt in England schon zwei Kotkraftwerke, eine Anlage in Holland erzeugt im Jahr aus 400 000 Tonnen Geflügelmist Strom für 90 000 Haushalte. Dafür ist regelmäßiger Mistnachschub erforderlich, doch weil es sich dabei gewissermaßen um einen »nachwachsenden Rohstoff« handelt, sei dies ein »Erfolg versprechender Weg«, meint Professor Hans-Wilhelm Windhorst von der Fachhochschule Vechta. Der Vorteil: Die Massenmistproduktion muss beibehalten werden, denn die Schlote müssen ja rauchen.

Wissenschaftler haben eine weitere profitable Methode der Entsorgung entwickelt; eine Art Kreislaufwirtschaft. Der Mist, den die Millionen von Hühnern hinten ausscheiden, wird ihnen vorne, als Futter, wieder eingeflößt. Dafür müssen die Exkremente speziell behandelt werden, Harnsäure etwa, nicht sehr nahrhaft, sollte wie der Harnstoff vor Verfütterung mit biochemischen Methoden entfernt werden. Das sterilisierte Erzeugnis nennen die Experten DPW (Dried Poultry Waste, getrockneter Geflügelmüll). Es ist Messungen zufolge reich an Kalzium, Phosphor, Vitamin B und wertvollen Aminosäuren. In Europa ist die Verfütterung von Kot derzeit noch verboten. Auch haben die Müllforscher von der Landwirtschaftlichen Universität im niederländischen Wageningen Briefe von Menschen erhalten, die Bedenken hinsichtlich »ethischer Fragen« hegten, berichtet Forscher van der Poel: »Diese Leute lehnten es aus moralischen Gründen ab, dass die Hühner gewissermaßen mit ihren eigenen Ausscheidungen gefüttert werden.« Van der Poel verweist demgegenüber darauf, dass die Verwendung von Federn und ähnlichen Abfällen als Futterrohstoff nicht verboten sei. Er hält seine Methode der Kot-Verfütterung, die in enger Zusammenarbeit mit der Geflügelfutterindustrie entwickelt worden sei, für zukunftsträchtig und plädiert dafür, sie offiziell zuzulassen. Denn die Vorteile, so van der Poel und sein Forscherkollege Adel El Boushy, seien absolut überzeugend.

Die Wissenschaftler empfehlen das Mist-Mahl auch für Schafe, Lämmer, Rinder und Milchkühe. Man darf natürlich den Kot nicht pur verfüttern, aber ein Mist-Anteil von bis zu 40 Prozent bringt, wie die Wissenschaftler herausgefunden haben, erstaunliche Ergebnisse. Die Qualität der Eier von mistgemästeten Hennen sei höher, die Viecher verwerten das Futter zudem besser. Das freut vor allem den Buchhalter in der Legefabrik und dessen Chef. Die Konsumenten, die das Ei zum Frühstück genießen, haben auch etwas davon, denn die Eier von Mistfresser-Hennen schmecken, wie Testesser bezeugten, erstaunlicherweise genauso gut wie die von Hennen mit dem üblichen industriellen Kornerfutter. Konsumenten-Tests ergaben, dass bei Mist-Anteilen von bis zu 30 Prozent kein Unterschied zu merken ist. Gleiches gilt für Hähnchenfleisch, wenn der Mastgockel mit Mist-Anteilen gefüttert wurde. Für den Futtermischer bedeutet dies allerdings eine Gratwanderung: Denn zu viel Mist im Futter lässt die Produktivität der Hühner sinken und erhöht ihre Sterblichkeit. Die Abfallverwertung muss sich im Übrigen nicht auf die Ausscheidungen der Hühner beschränken. Erprobt und zudem erlaubt sind auch Futterbeigaben aus – wieder aufbereiteten – Federn, Krallen, Blut. Man kann, wie die Recycling-Experten meinen, auch Gerbereiabfälle oder städtischen Müll nehmen.

Eines allerdings sei zu beachten: Weil das Federvieh die Fähigkeit besitze, »süß, salzig, sauer und bitter zu unterscheiden«, raten die Müllverwerter El Boushy und van der Poel zur Geschmacks-Kosmetik bei den Futterbeigaben: »Die Akzeptanz der Nahrung, die auf Müll-Produkten basiert, sollte durch die Verwendung von Süßstoffen verbessert werden.«

Diese Art der Verwertung von Exkrementen könnte Laien als unappetitlich erscheinen; Experten sind mit ihr seit langem vertraut: In den USA beschäftigen sich Wissenschaftler schon seit den 60er-Jahren mit solchem Müll-Futter.

Dort gilt die industrielle Landwirtschaft als fortschrittliche und wirtschaftliche Art der Nahrungsmittelproduktion, bei der Rationalisierungsreserven sinnvoll genutzt werden. Die US-Agro-Betriebe verstehen sich als normale Firmen, die eben Hühner, Eier, Mais oder Schweine produzieren statt Autos, Kühlergrills oder Computer. Dort drüben herrscht ein anderes Verhältnis zur Natur: Wo noch vor einem Jahrhundert ungezähmte Naturgewalten den Einwanderern Angst einflößten, Mensch und Zivilisation gleichsam im Zeitraffer die Lande unterjochen mussten, dort hat das Natürliche noch einen Rest des Bedrohlichen. In Europa hat seit Jahrtausenden Menschenmacht die Natur gezähmt, modelliert und geformt, dunkle Wälder gerodet, wilde Tiere ausgerottet. Hier herrscht eine romantisierende Erinnerung an die Natur als dem Unverfälschten, Unverbildeten. Zudem werden im kleinen, dicht besiedelten Europa auch die Schäden durch ungehemmte Naturausbeutung schneller deutlich, die industrialisierte Landwirtschaft trifft auf ökologische Bedenken. Sie hatte sich hier, wegen der kleinräumigen Verhältnisse, bislang auch nicht im gleichen Maße etablieren können wie in den Vereinigten Staaten. Stadt und Land lagen hier näher, jahrhundertelang dominierten kleinräumig-regionale Beziehungen zwischen bäuerlichen Erzeugern im Dorf und Verbrauchern in der nächsten Stadt. Demgegenüber wuchs in Amerika früh die Distanz zwischen der Sphäre der Konsumenten und der Sphäre der Produzenten fernab. In den gigantischen Agrargebieten des Mittleren Westens konnten riesige Mengen an Nahrungsmitteln produziert werden – die dort allerdings niemand essen konnte. Denn Verbraucher gab es dort in nennenswerter Zahl nicht. Die lebten in den Zentren an der West- und Ostküste. Dank Eisenbahn und Kühlwagen konnten die Entfernungen überwunden werden, ohne dass die Erzeugnisse verdarben.

Der bäuerliche Stolz ihrer europäischen Kollegen war den US-Produzenten fremd: »Wir sind nicht Landwirte«, verkündete schon 1926 ein Wortführer der kalifornischen Landwirtschaft. »Wir bauen hier nicht länger Weizen an, wir produzieren ihn. Wir produzieren ein Produkt, um es zu verkaufen.«

Und weil die industrielle Produktion nicht primär der unmittelbaren Bedarfsdeckung dient, sondern ein Konsumangebot erst schafft, produzieren viele Farmer Überschüsse. Im Staate Ohio beispielsweise wurde Mais im Überfluss produziert. Weil die Farmer so viel gar nicht essen konnten, hielten sie Schweine, schon im 19. Jahrhundert bis zu 1000 Stück pro Farmer. So viele Steaks, so viel Gulasch konnte ein Farmer samt Familie gar nicht verzehren. Also endete das Schweineleben nicht bei einem Schlachtfest wie in den Dörfern der Alten Welt, sondern in einem durchrationalisierten Schlachthof. Einen solchen hat in der Stadt Cincinnati 1850 Frederick L. Olmsted besichtigt, der Gartenbauer, der den Central Park in New York anlegte.

Er war schwer beeindruckt: »Wir traten in einen riesigen, niedrigen Raum und folgten einer Allee toter Schweine, die auf dem Rücken lagen, alle Viere in die Luft gestreckt. Am Fluchtpunkt angekommen, sahen wir eine Art menschlicher Hackmaschine, die die Schweine in marktgerechtes Schweinefleisch verwandelte. Ein Bohlentisch, zwei Männer zum Heben und Wenden und zwei zum Schwingen der Beile waren ihre Bestandteile. Eiserne Zahnräder hätten nicht regelmäßiger arbeiten können. Klatsch, fällt das Schwein auf den Tisch, zack, zack, zack, zack, zack, zack, fallen die Beile. Alles ist vorbei. Kaum hat man es ausgesprochen, geht es schon wieder: Klatsch, und dann zack, zack, zack, zack, zack, zack. Zum Bewundern ist keine Zeit. Geübte Griffe lassen alles, Schinken, Schultern, Rippen, Bauch und Filet, sauber geviertelt an ihre Stellen fliegen, wo Helfer mit Loren und Drehtischen jedes Stück seiner Bestimmung zuführen – den Schinken nach Mexiko, die Lende nach Bordeaux.«

Ähnlich exportabhängig war der legendäre Schlachthof von Chicago, der täglich über 200 000 Schweine verarbeitete – fast eines für jeden der damals 220 000 Einwohner.

Mit fortschreitender Industrialisierung wurde das Töten mechanisiert, der ganze Vorgang des Schlachtens und Zerlegens. Ein besonders wunder Punkt war dabei die Einbindung des noch lebenden Schweins: Das widerborstige Wesen muss in eine kühle, mechanische Maschinerie des Schlachtens gezwungen werden. »Für keine andere Erfindung in der Mechanisierung des Schlachtens liegen so viele Versuche vor wie für das Eingliedern des lebenden Schweins in die Produktionskette«, schreibt der Technik-Historiker Siegfried Giedion in seinem 1948 erstmals erschienenen Standardwerk über die Geschichte der Mechanisierung. Rührige Erfinder ersannen allerlei Apparate, um den Prozess zu beschleunigen.

Da die Schweine nicht fröhlich und freiwillig das Fließband zum Schafott betraten, mussten Apparate entwickelt werden. Besonders pfiffig war eine Erfindung mit der US-Patent-Nummer 252112 vom 10. Januar 1882. Der Erfinder über seinen Geistesblitz: »Es ist eine Eigentümlichkeit von Schweinen, dass sie sich nur mit äußerster Schwierigkeit über einen neuen und unerprobten Pfad treiben lassen. Wenn aber eins dem Anschein nach sicher hinübergelangt ist und drüben Futter gefunden zu haben scheint, lassen sich die anderen viel müheloser hinübertreiben.« Der Erfinder hat den Fall mit einer Art Fallbrücke gelöst. Auf dem fest verankerten Teil steht ein lebendiger Artgenosse, gewissermaßen als Lockschwein, in der Patentschrift »Schwein M« genannt. Auszug: »Schwein M dient als Köder für die anderen.« Zu ihm kommen die Opferschweine über die Brücke. Einen Hachsen haben sie dabei schon in der Schlinge. An dem werden sie bald hängen. Denn jetzt, so die Patentschrift, »wird die Falltür langsam abgesenkt, bis die Schweine vollständig in der Luft hängen und an der Stange K zu der Stelle rutschen, wo sie getötet werden.« Auch fürs Töten gab es rationale Erfindungen: Koch's Pig Killing Apparat beispielsweise, ein zangenartiges Gerät, mit dem ein langer Nagel so gezielt auf der Stirn des Schweines platziert werden konnte, dass ein kräftiger Schlag mit dem Hammer das Tier tötete. Mechanisierungsexperte Giedion sah die Entwicklung, die damals begann, eher skeptisch. Bei aller Bewunderung für die ersonnenen Apparate warnte er vor einer Technik, die sich des Lebens bemächtigt, um Lebensmittel zu erzeugen: »Eines steht fest: Die Mechanisierung hat vor der lebenden Substanz Halt zu machen. Eine neue Einstellung ist erforderlich, wenn hier an die Stelle von Verwüstung und Raubbau wirkliche Meisterung der Natur treten soll. Größte Behutsamkeit ist dabei notwendig.«

Die Bio-Bewegung könnte eine solche Form des behutsamen Umgangs mit der Natur werden. Die Bio-Produktion könnte auch weniger Schäden nach sich ziehen, etwa fürs Klima, für die Böden, die Tiere, aber auch für die Verbraucher und die Produzenten. Bio könnte womöglich gesünder sein, glauben auch skeptische Eltern und reichen dem Nachwuchs das Gläschen mit den Bio-Möhren. Kein Wunder, dass die Branche großen Zuspruch erfährt – und zwar weltweit.

5. Attraktive Branche
Der weltweite Bio-Boom

Öko rund um den Globus | Wo sitzen die schlimmsten Bio-Bluffer? | Die Hälfte der Proben aus der Türkei war getürkt | Zu schön, um wahr zu sein: Bio-Fenchel aus Holland | Brezel mit Glamour: Naturboom in Hollywood | Mit dem Bio-Importeur unterwegs: Wie ehrlich sind Chinesen?

Der Mann sieht aus wie Adriano Celentano, der italienische Schlagerstar. Er trägt sein Haar kurz wie jener, vorn an der Stirn ist es schon ein bisschen gelichtet. Das Milieu hier sieht allerdings nicht sehr nach Showbusiness aus: Traktoren stehen herum, Marke Fiatagri, und gleich mehrere riesige Mähdrescher vom Typ Laverda MX 300 R. Der Mann, der aussieht wie Adriano Celentano, trägt einen grünen Overall und fährt einen verstaubten Peugeot 205. Andrea Vercellone, so heißt der Mann, ist Reisbauer in der fünften Generation. Er wohnt im Städtchen Desana in einem reizenden Schlösschen. Hier draußen in der Ebene liegt der Gutshof, das Zentrum eines kleinen Risotto-Imperiums, das Andrea Vercellone zusammen mit seinen sechs Brüdern besitzt: die Tenuta Castello. Die Gegend bei Vercelli, zwischen Mailand und Turin in der Po-Ebene, ist das größte Reisanbaugebiet Europas. Fast drei Viertel der europäischen Reisernte wird hier eingefahren. Große Nahrungsmittelkonzerne beziehen Risottoreis von hier, und zumeist wird mächtig mit Chemie operiert. Dafür ist seit 1939 der durchschnittliche Arbeitsaufwand pro Flächeneinheit von 1028 Stunden auf 50 Stunden gesunken. Mancher Reisbauer ist ein reicher Mann geworden, manch ein Herrenhaus ziert jetzt ein Swimming-Pool.

Die Familie Vercellone stellt wieder Personal ein, im Sommer vor allem, im Juni, Juli und August. Die Aufgabe ist unangenehm: Unkrautjäten, und zwar im Wasser. »Die Frauen wollen es nicht mehr machen«, sagt Vercellone. Deshalb findet er nur noch ein paar Ältere, einige von ihnen stehen dann in Nylonstrümpfen im Reisfeld, andere, sagt Vercellone, mit nackten Füßen: »piedi nudi«. Die Handarbeit ist ein Zeichen des Fortschritts: Die Familie Vercellone hat 50 von ihren 300 Hektar auf Bio-Anbau umgestellt. Das machen jetzt mehrere Risotto-Farmer hier in der Gegend. Sie wollen nicht mehr mitwirken beim aggressiven Ackerbau: »Immer mehr Profit aus immer weniger Boden zu ziehen, das ist doch das Ende der Natur«, sagte der Biobauer Aldo Parravacini zu einem Reporter des Genießer-Fachblattes *Der Feinschmecker*.

Bio boomt weltweit. So gibt es auch Bananen und Kakao, Kaffee und Kiwis, Mangos und Datteln mit dem guten Geschmack, der Bio meist auszeichnet. Das freut die Feinschmecker. Und die Öko-Jünger sind froh, dass die Schöpfung in vielen Ländern auf unserem Globus wenigstens ein bisschen geschont wird. Es gelangt wenigstens ein bisschen weniger Gift in die Umwelt.

Das hoffen sie jedenfalls.

Andererseits ist das Vertrauen in die sittliche und moralische Reife ferner Völker nicht immer ungebrochen. Die Skepsis wird immer wieder gestützt durch Messungen und Meldungen, Importe betreffend.

Mit wachsender Anbaufläche nimmt auch der Handel zu – und damit das Risiko, Opfer undurchschaubarer Lieferketten und dubioser Produzenten zu werden.

Italien zählt zu den führenden Bio-Ländern in Europa. 8,4 Prozent der Agrarfläche wurde dort 2005 ökologisch bewirtschaftet. Österreich kam schon auf einen Bio-Anteil von 11 Prozent der gesamten landwirtschaftlichen Nutzfläche, Deutschland lag mit 4,7 Prozent der Fläche knapp über dem EU-Durchschnitt. Bio ist ein Milliardengeschäft: In Europa liegt der Umsatz (Stand: 2001) bei 7 Milliarden Euro. Auch Kaffee, Orangen und Bananen werden zunehmend naturschonend angebaut. Die Öko-Welle läuft rund um den Globus. Der weltweite Umsatz hat sich allein von 1997 bis zum Jahr 2000 verdoppelt, auf 20 Milliarden Euro, so eine Erhebung des International Trade Centre (ITC). Auch danach lagen die jährlichen Steigerungsraten in Europa zumeist im zweistelligen Prozent-Bereich.

Rund um den Globus breitet sich die Bio-Gemeinde aus. In Estland, Lettland, Litauen, in Tschechien und Ungarn schließen sich die Farmer zu Öko-Organisationen zusammen. In Costa Rica verkauft die Supermarktkette Mas por Menos Bio-Bananen, aber auch Brombeeren, Kaffee, Kakao. In den benachbarten mittelamerikanischen Staaten El Salvador, Guatemala, der Dominikanischen Republik etabliert sich die Bio-Bewegung, in Argentinien ebenfalls. Überall ist Bio-Land: in Gambia, Togo, Gabun und Tansania, natürlich auch Südafrika. Ein Bio-Weltverband hat sich aufgemacht, den Öko-Dschungel mit einheitlichen Kriterien überprüfbar zu machen: IFOAM, so heißt der Öko-Weltbund.

Doch die Überprüfung der 650 Mitgliedsverbände in 101 Ländern ist schwierig, auch die zuständigen IFOAM-Oberen können kaum weltweit kontrollieren.

Selbst die Babynahrungsfirma Hipp geriet im Jahre 2001 wegen ihrer Lieferanten in fernen Ländern in die Schlagzeilen. Wie Rechercheure eines Magazins ermittelt haben wollen, seien in Mittelamerika die Kontrolleure der Hipp-Lieferanten völlig damit überfordert, die sprunghaft gestiegenen Produktionsmengen bei zahlreichen Bauern zu kontrollieren: Allein bei einer Lieferfirma sollen die Mengen von 550 Tonnen im Jahr 1994 auf 6000 Tonnen im Jahr 2000 gestiegen sein. Mangels unabhängiger Kontrolleure übernehme Hipps Lieferfirma kurzerhand selbst die Kontrollen, behauptet die Zeitschrift. »Das ist so ähnlich, als würde man sich die TÜV-Plakette selbst ans Auto kleben«, schreiben die Rechercheure. Zudem steht der naturnahe Bio-Anbau, der auf Kunstdünger und Spritzmittel verzichtet, den industriellen Erfordernissen von Fabriken wie bei Hipp eigentlich entgegen, die auf gleich bleibend hohe Liefermengen angewiesen sind. »Ökologisch-biologischer Anbau ist mit hohem Ertragsrisiko verbunden«, sagte Agrarexperte Uwe Meier von der Biologischen Bundesanstalt für Land- und Forstwirtschaft in Braunschweig: »Der Ertrag ist für den Produzenten von Bananenmus kaum kalkulierbar. Er weiß nie, wie viel Ware er bekommt. Er ist aber auf gleichmäßige Produktqualität und kalkulierbare Mengen angewiesen. Das sind auch Faktoren, die einem ökologisch-biologischen Bananenanbau im Wege stehen.« Überdies könnten die Produktionsmengen eigentlich gar nicht so schnell gesteigert werden: Schließlich müssen die Felder langsam auf Bio umgestellt werden, die Früchte müssen wachsen und reifen – und diese natürlichen Faktoren laufen den industriellen Bedürfnissen zuwider.

Hipp wies die Vorwürfe »mit aller Vehemenz« zurück. Die Kontrolle der Biobauern erfolge »in einem vierstufigen Verfahren«: Mit internen Kontrolleuren der costaricanischen Lieferfirma, einer Kontrollfirma in Costa Rica, die »drei feste Mitarbeiter« hat, dem Landwirtschaftsministerium von Costa Rica und schließlich von Hipp selbst, im Labor in Deutschland und in Costa

Rica von Stefan Hipp, dem Besitzer der costaricanischen Lieferfirma und Sohn von Claus Hipp. Die Mütter und Väter, die Hipps Gläschen an den Nachwuchs verfüttern, können den Beteuerungen nur glauben: Überprüfbar sind sie für die Konsumenten nicht.

Öko aus Amerika, Afrika, Asien? Wie seriös ist denn das Zeug aus fernen Kontinenten? Echt giftfrei?

Die Europäische Union hat zwar seit 2009 neue Regeln für Importe erlassen, doch selbst Anhänger des organischen Anbaus sind skeptisch, ob der lange Arm der EU-Kontrolleure bis in den letzten Weltwinkel reicht. So schrieb die Zeitschrift *Öko-Test*:

»Fachleute bezweifeln, dass es der europäischen Behörde gelingt, weltweit den Überblick darüber zu behalten, wie die Anbaubedingungen in den einzelnen Importländern sind. Wird es ihr möglich sein zu beurteilen, ob der Öko-Landbau in der Ukraine und Afghanistan genauso einzuschätzen ist wie in Bayern oder Österreich? Vor dem Hintergrund, dass sich die EU auf die Fahne geschrieben hat, Bio-Lebensmittel allgemein verfügbar zu machen, kann es passieren, dass das eine oder andere Produkt als Bio durchgewinkt wird – und keine entsprechende Qualität aufweist.«

Das klingt wie Bio-Rassismus – ist aber durch amtliche Untersuchungen belegt: Die zeigen immer wieder, dass Import-Früchte höher mit Giften belastet sind als die Ware aus deutschen Landen. Die baden-württembergische Lebensmittelüberwachung notierte zum Beispiel in ihrem Bericht für 2007, dass 7 Prozent der deutschen Produkte mit mehr als 0,01 Milligramm Giftrückständen pro Kilo belastet waren. 13 und 14 Prozent, mithin etwa doppelt so viel, waren es bei den Importen aus Spanien und Italien. Und bei den Proben aus der Türkei lag sogar jede zweite über diesem Gift-Wert.

Wem können wir trauen?

Zunächst offenbar den eigenen Vorurteilen: Immerhin die Hälfte der Proben aus der Türkei war bei diesen Untersuchungen wohl »getürkt«, wie der Volksmund so etwas nennt. Auch Bio aus Holland verdient offenbar wenig mehr Vertrauen als die klassische Holland-Tomate: Das Magazin *Der Spiegel* enthüllte 2008 einen Fall von Bio-Bluff, bei dem ein Biobauer aus Deutschland Fenchel-Pflänzchen aus Holland bezogen hatte, hunderttausende, von der Firma West Plant Group in Venlo. »Sie waren zu schön, um wahr zu sein«, berichtete der *Spiegel*, und sie waren offenbar alles andere als

Bio: Denn bei Untersuchungen zeigte sich, dass die Pflänzchen »die volle Pestizid-Keule« abbekommen hatten. Geschätzter Schaden: 650 000 Euro.

Auch in Amerika gibt es eine Bio-Bewegung, und auch sie stellt sich so dar, wie unsere europäischen Vorurteile das wollen. Zum Beispiel bei dem amerikanischen Schauspieler Paul Newman, das im Jahre 2008 gestorben ist. Doch seine Feinkost-Linie lebte weiter, inklusive Bio-Produkten.

Newmans Bio-Sachen werden auf ganz, ganz traditionelle Weise zubereitet. Wie man sich das vorstellen muss, erzählte er auf der Plastikverpackung von »Newman's Own Bavarian Fat Free Pretzels«, seinen Bio-Knabberbrezeln. Das Brezelbacken bei Newmans zu Hause ist demnach ein richtig freudiges Ereignis. Der Star wirkte auch selbst mit, bei offenem Fenster. Dabei ereigneten sich reizende Episoden: »Ich arbeite in der Küche an diesen raffinierten Brezeln im Bayern-Stil. Das Fenster ist offen, und es ist ein frischer, klarer, wolkenloser Tag.« Plötzlich ertönt, erzählt Newman, draußen eine Polka! Aus Lautsprechern, die der Vater zufällig grade im Garten aufhängt, wobei er kurze Hosen trägt, Weste und Hosenträger. Seltsame Staffage, befremdliche Szenerie? Nein, es ist nämlich »Oktoberfest auf dem Newman-Hof«. Als sich, ach Unglück, die Nachbarn beschwerten über die lärmende Polka, wurden sie einfach mit Brezeln befriedet, ebenso die alsbald eintreffenden Polizisten. Die Ordnungshüter wurden dann sogar selber tanzend gesehen, ihre Pistolenhalfter hingen irgendwo in den Bäumen. So kann, wie wir sehen, eine »organische« Brezel zu Friede, Freude und Versöhnung führen. Auf Bio-Freaks aus der Alten Welt wirken solche Geschichten ein bisschen märchenhaft. Auch denken sie bei organischen Lebensmitteln nicht in erster Linie an Knabberbrezeln aus dem Plastikpack. Aber in Amerika kann Öko auch ein bisschen Hollywood-Glamour haben. In Amerika hat Bio mitunter auch einen Hauch Künstlichkeit. Und manchmal einen Schuss Wallstreet-Profitgier.

Amerikas Bio-Szene hat die Müsli-Grenze überschritten. Bio ist Business, ohne grüne Dogmen. Zwar gibt es die Öko-Pioniere in Kalifornien, die streng naturkonform wirtschaften. Aber es gibt in wachsender Zahl Läden, in denen sich auch das Gesunde schon von der Natur emanzipiert hat. Die Läden, in denen Gesundkost verkauft wird, führen bisweilen auch keinerlei Frischware, keine Karotten, sondern Karotin, keine Orangen, sondern Pillenpackungen Marke »Natural Brand« mit Bildern von Papayas drauf und kaubarem »Papaya-Enzym« drin. Die Läden, die diese industrialisierte Form von Naturkost verkaufen, sehen manchmal ein bisschen seltsam aus, wie eine Kreuzung aus Drogerie und Tankstelle. Es gibt dort schrill buntes »NitroFuel«, das aussieht wie Motorenöl im Glas, aber ein »Ultimate Anti-Catabolic Amino Acid Drink« ist, Kraftquell für Gesundheitsbewusste. Oder es gibt Appetitzügler in Tablettenform aus der Serie »Nature's Secret« mit wirksamen Appetitbremsern aus Wurzeln und Kräutern im Plastikdöschen. Außerdem, für Zeitgenossen mit Untergewichtssorgen, silberne Tüten mit »High Calorie Formula Mix«, Geschmacksrichtung Vanille, für 1,99 Dollar, eine fettarme Kalorienbombe für Fitness-Fans. Das bisweilen etwas eigenwillige amerikanische Verständnis von Natürlichkeit zeigt sich auch im Bio-Business.

»All natural«, so wunderte sich das deutsche Magazin *BioFach,* muss keineswegs bedeuten, dass die Ware aus ökologischem Anbau stammt. Zwar gibt es in 29 US-Bundesstaaten, darunter Kalifornien, Öko-Gesetze, doch deren Einhaltung wird nicht regelmäßig überprüft. So sei der Anteil an echter, kontrollierter Ware »eher klein«. Doch das bremst die Expansion keineswegs: Ständig öffnen neue Bio-Märkte, der Umsatz wächst auch dort mit Steigerungsraten von jährlich 20 Prozent. »Die Amerikaner können von Bio-Nahrung nicht genug bekommen«, konstatierte die *New York Times.* Alteingesessene Bio-Läden wie die Rainbow Grocery in San Francisco expandieren.

Die »Organic«-Supermarktkette Whole Foods, 1980 in Austin im US-Bundesstaat Texas gegründet, betreibt über 48 Filialen im ganzen Land und hat schon 1996 in der California Street in San Francisco, Ecke Franklin Street, in den Räumen einer ehemaligen BMW-Filiale einen neuen Super-Laden eingerichtet: auf 5400 Quadratmetern, mit 110 Parkplätzen, Fruchtsaftbar und eigenem Massagesalon, in dem allerdings, für einen Dollar pro Minute, »nur der obere Schulterbereich, der Nacken und die Arme« geknetet werden, wie der *San Francisco Examiner* anlässlich der Eröffnung mitteilte. Whole Foods, nach eigenen Angaben der größte Öko-Filialist Amerikas, ist an der New Yorker Börse notiert – und liegt damit vollkommen im neuen amerikanischen Öko-Trend: »Die Wall Street wird ökologisch«, meldete euphorisch der *San Francisco Chronicle.* »Das ist für die Investoren eine sehr attraktive Branche«, sagte laut *Chronicle* Patricia Negron, eine Analystin aus

Boston, »weil sie schnell wächst und viele Firmen, die bisher in privaten Händen waren, auch an die Börse wollen«.

Besonders geschäftstüchtig sind bekanntlich die Chinesen. Gleichzeitig sind sie, so lautet wenigstens unser Vorurteil, besonders wenig vertrauenswürdig. Sie neigen zu Schlampereien und Schludrigkeiten, von Regeln und Vorschriften halten sie nicht viel. So stellen sich das viele Westler vor. (Chinesen selbst haben eine noch viel strengere Meinung.)

Nun wächst indessen auch in China die Bio-Branche. Es gibt Bioläden und eine Zeitschrift für »LOHAS«, (»Lifestyle of Health and Sustainability«, Lifestyle auf Basis von Gesundheit und Nachhaltigkeit). Das ist sehr erfreulich, fürs Klima, für die Gesundheit, für die Umwelt, die Tiere, die Landschaft. Doch: Ist das denn wirklich alles Bio, was die Chinesen da produzieren? Die Frage ist auch für Europäer von Interesse, denn die Bio-Branche importiert in zunehmendem Maße.

Eine gelbe Gefahr? Oder alles im grünen Bereich?

Manches sieht sehr vertrauenswürdig aus. Zum Beispiel dieser Handelsbetrieb im Norden Chinas, am Rande von Tianjin. Tianjin ist eine Großstadt mit 10 Millionen Einwohnern, eineinhalb Autostunden südöstlich von Peking. Es ist eine typische chinesische Großstadt, mit Wolkenkratzern, zehnspurigen Straßen, einem Autobahnkreuz auf Stelzen mitten in der Stadt. Ein bisschen wie Los Angeles, mit Shopping-Centern, Pepsi-Cola-Werbung, dazwischen aber Eselskarren und kleine, schmutzige Straßen.

Etwas außerhalb liegt der »Micro-Electronics Industrial Park«. Hier ist alles clean. Hohe, schicke Industriegebäude, mattes Glas, Beton, Stahl.

Auf der Straße laufen junge Mädchen in Jeans und Kapuzenjäckchen, sie kommen vom Einkaufen, hier haben die Läden auch sonntags geöffnet. Sie wohnen gleich neben ihrer Firma, in einem der Apartmentblocks, achtstöckig, unten rosa gestrichen, oben weiß. Sie wirken entspannt, gutgelaunt, sie lachen.

Gegenüber der Hightech-Firma Samsung hat die Firma Sunshine Produce Limited ihren Sitz. Sunshine ist Marktführer in China bei Kürbiskernen und Sonnenblumenkernen. Sie liefern auch Nüsse, Erdnüsse, Leinsamen und vieles mehr. 288 Beschäftige gibt es, der Jahresumsatz liegt bei 1,5 Millionen Euro. Sie liefern in die ganze Welt, darunter konventionelle Sachen, etwa an die Bäko-Genossenschaft in Stuttgart. 100 Tonnen Leinsaat beispielsweise gehen jährlich nach Deutschland. Zu den Kunden zählen auch europäische Bio-Firmen wie der deutsche Öko-Händler Rapunzel. Gleich neben dem Eingang ist die Kantine, es riecht appetitlich, alles picobello, es gibt grüne Bohnen, Reis und Man Rou, eine Art Dampfnudel. Es ist Sonntag, doch hier in der Firma Sunshine geht die Arbeit weiter.

Hinten rattert es, es surren Bohrmaschinen, die Firma expandiert, es muss angebaut werden.

Und es müssen Sonnenblumenkerne und Kürbiskerne abgefüllt werden. Von der verglasten Aussichtsplattform im ersten Stock sieht es aus wie in einem James-Bond-Film. Menschen in hellblauen Schutzanzügen laufen geschäftig umher, an Förderbändern halten kleine Frauen Ausschau nach Ausschuss, ein Gabelstapler rückt an, Männer in hellblauen Schutzanzügen entladen dessen Fracht, kippen es in eine Schütte, der Abfüllprozess kann losgehen.

Die Besucher sind sehr zufrieden mit dem, was sie sehen. Greg Nunn ist Händler aus Großbritannien, er handelt mit allem, etwas Geld bringt, manchmal Öl, manchmal Speed bumps, das sind Rüttelschwellen, mit denen Autofahrer zum Bremsen gezwungen werden sollen. Er handelt mit Frittenfetten aus Fish-und-Chips-Buden, das verkauft er als Biodiesel nach Deutschland. Und er handelt mit Öko-Viehfutter. Greg ist hier, weil die Konkurrenz schon längst da ist und den Markt für Öko-Viehfutter abgegrast hat: »Bis jetzt kriegen wir das aus Italien. Aber das ist zu teuer. Alle unsere Wettbewerber beziehen aus China, und deswegen müssen wir auch nach China.«

Greg interessiert sich für Soja-Pressrückstände. Er trägt eine graue Jeans und ein dunkles Clubjackett, darunter ein Leinenhemd. Er ist britisch blass und spielt auch Akkordeon und Klavier. Er liebt Irish Pubs. »Organic nimmt zu«, sagt er. »Es ist wichtig für mich, dem Kunden sagen zu können, ich hab die Fabrik gesehen, da bin ich stolz, das verkaufen zu können, ich war dort, das ist in Ordnung.«

Roger Pitt, blaues Hemd, graue Hose, keine Jacke, braune Haare, Brille, kommt aus Australien. Er importiert Bio-Waren, kooperiert auch mit vertrauenswürdigen Partnern aus Amerika oder Japan oder auch Europa, Rapunzel beispielsweise. Man müsse drauf achten, dass es seriöse Zertifizierungsorganisationen seien. »Man kann sich nicht einfach drauf verlassen«,

Er hat seine eigene Firma, Kadac heißt sie. 14 Jahre zuvor hat er mit einem Container angefangen, jetzt sind es 150 im Jahr, 4000 Produkte, mit denen er 40 Millionen Aussie-Dollar Umsatz macht. 1000 davon sind Öko. Er beliefert Supermärkte. Naturkostgeschäfte, Apotheken. »Ich will etwas über Bio in China lernen.«

Roger Pitt und Greg Nunn haben mit ihrer kleinen Besuchergruppe eine Hygieneschleuse passiert. Luft-Duschen aus ungezählten kleinen Düsen blasen die Leute ab, danach Händewaschen an einem Waschbecken aus dunklem Granit, danach der Trockner, ein Gebläse mit deutschem Umwelt-Engel. Auch die Besucher müssen Schutzkleidung tragen, die üblichen weißen Kittel und die weißen Duschhauben, unter denen ausnahmslos alle absolut albern aussehen.

Alles ist tipptopp bei Sunshine. Chen Liyuan ist der Chef, er trägt eine randlose Brille und ist ziemlich groß für einen Chinesen, was daran liegt, dass er aus der Provinz Gansu stammt, das liegt ganz oben im Nordwesten, kurz vor der Inneren Mongolei. Dort sind die Leute alle ziemlich groß, sagt Herr Chen.

Die Bio-Qualität wird kontrolliert von einer deutschen Firma, BCS aus Nürnberg. Die haben Büros in mehreren asiatischen Ländern, in Saudi-Arabien, Thailand, Japan, und eben auch in China, in der Millionenstadt Changsha, Haupstadt der Provinz Hunan, der Heimat Mao Zedongs.

Sunshine produziert nicht, Sunshine handelt. Bio-Produkte beziehen sie von Vertragsbauern, Leinsamen aus der Provinz Jiayin etwa, das ist im Norden nahe Russland, oder aus der Heimat des Chefs, der Provinz Gansu. Dort hat Lein eine lange Tradition, die Leute dort braten sogar damit. Oder geben es den Babys, mit Reis gemischt.

Roger will alles ganz genau wissen. Ob man die Sachen alle auch vakuumverpackt haben kann. Klar, sagt Herr Chen. Roger will wissen, was ist, wenn 18 Tonnen mit Sonnenblumenkernen von den australischen Behörden zurückgewiesen werden. »Kriegen wir dann unser Geld zurück?« Herr Chen sagt: »Sicher«, und lächelt: »Wir schicken es dann einfach in ein anderes Land.«

Die Gruppe wird durch ein Kühlhaus geführt mit braunen und roten Säcken, alles sieht höchst akkurat und hygienisch aus, bei einer Temperatur von unter 10 Grad und einer Luftfeuchtigkeit von unter 65 Prozent.

200 Euro kriegen die Frauen hier im Monat. Roger kontrolliert die Säcke mit Leinsaat. »Und Sie sind sicher, dass da nichts dran ist?«

Im Lager mit den fertig verpackten Sachen sind hunderte von braunen Kartons aufgestapelt mit deutscher Aufklebern: »Erdnusskerne blanch. Süß, 25 kg, Art. Nr. 20310, Herkunft: China, ABCert DE 006«. Sie gehen an einen deutschen Öko-Importeur: »Rapunzel, D-87764 Legau«. Oben im Büro stehen Kartons mit der Aufschrift »St. Benedikt Kürbiskerne«.

Roger ist soweit zufrieden: »Pretty good«, sagt er. »Es gibt nichts, was die Alarmglocken klingeln lässt. Alles sieht positiv aus.« Aber es gibt offene Fragen. Bewahren die Farmer konventionelle Ware und Bio-Ware getrennt auf? Produzieren die Bauern auch so viel Bio, wie sie hier verkaufen?

Rogar ist zwar zufrieden, aber so ganz traut er der Szenerie nicht. Wer weiß, ob die hier nicht irgendwelche Säcke vertauschen. »Man muss aufs Feld gehen, und sich dort die Anlagen ansehen.« Der Chef ist das gewohnt: »Normalerweise wollen die Bio-Händler auch die Bauern sehen. Von der Farm bis zum Finish.«

Bei der nächsten Handelsfirma geht es weiter. Huazu Organic Foods, nahe der 5-Millionen-Stadt Dalian im Norden Chinas, 12 Autostunden westlich von Peking. Draußen vor der Stadt ein Industriegebiet. Eine Frau mit Reisigbesen kehrt die staubige Straße. Wir biegen links ab, um ein paar Schlaglöcher herum, dann sind wir da. Ein großes Fabrikgelände, überall lagern Waren, es sind Gebirge von Säcken, wettergeschützt mit Planen, die irgendwie militärisch anmuten. Eine öko-logistische Verteilungszentrale, in der Nüsse, Körner, Saaten umgeschlagen werden. Die Sonne scheint, es ist warm.

Der Chef, Yuanhong Jing, hat ein gelbes Polohemd an, mit dem Logo von Rapunzel (hier sagen sie: Räpansel). Ein Mann im braunen Anzug und akkurat gebundener Krawatte stößt dazu, ernstes Gesicht, ein kleines Alu-Case in der Hand. Der Mann kommt aus Deutschland: Michael Hebendanz von der Handelsfirma Delphi Organic in Münster.

Delphi bezieht Öko-Agrarprodukte aus aller Welt: Amaranth aus Peru, Sesam aus Paraguay, Afrika und Südamerika, aus China Leinsamen, Kürbiskerne, Sonnenblumenkerne, Aprikosen aus der Türkei und Tunesien, aus Brasilien und Argentinien Rohrohrzucker, Kokosnussöl und Palmfett aus Kolumbien. Die Firma beliefert auch namhafte Supermarktketten, die Herr

Hebendanz aber nicht namentlich nennen will – die Konkurrenz schläft schließlich nicht.

Der Delphi-Mann überwacht die Qualität der Lieferanten persönlich. Mit reinem Vertrauen ist es nicht getan: »Man muss da schon sehr vorsichtig sein«, sagt Herr Hebendanz. Er muss daher häufig reisen: »Ich kuck mir das alles regelmäßig an.« Und wie geht das dann, rein praktisch? »Wichtig«, sagt der Importeur, »ist die Chargenrückverfolgung und die Transparenz«. Nun gut, aber wenn sie einem dann einen Packen chinesischer Frachtpapiere zeigen? Da verlässt sich dann Herr Hebendanz auf sein Gespür für Lauterkeit und Betrügerei: »Das kriegen Sie gleich mit. Hat das Hand und Fuß oder hat das nicht Hand und Fuß?«

Und wie sieht es aus mit der Seriosität in den verschiedenen Ländern?

Hebendanz will natürlich keine Pauschalurteile fällen. Aber seine Erfahrungen hat er schon. Zum Beispiel: »Die Türkei ist fast schlimmer als China. Die Türken sind sehr findig. Da muss man immer aufpassen.« Da hat er recht: Tatsächlich ergaben amtliche Untersuchungen bei türkischer Ware ja oft auffällig hohe Gift-Werte.

Selbst in Europa kommt es immer mal wieder zu Unregelmäßigkeiten: Als im Frühjahr 2002 in Babygläschen der Firma Sunval, die zum Demeter-Verband gehört, und der Bioland-Marke Marco Evers das Pflanzengift Chlormequat nachgewiesen wurde, herrschte große Überraschung – und ein allgemeines Rätselraten, wie das Mittel in die Gläschen mit pürierten Birnen hineingekommen sein könnte. Die Herkunft war immerhin nachzuweisen: Die Früchte stammten von fünf Betrieben in Italien. Die Chemikalie ist in Deutschland im konventionellen Obstanbau erlaubt, um bei Getreide das Wachstum der Halme zu begrenzen. In anderen EU-Ländern ist die Wachstumsbremse auch für andere Pflanzen zugelassen. Im Bio-Landbau ist die Anwendung eigentlich verboten, in ganz Europa. Die Vertreter der Verbände Demeter und Bioland vermuteten, dass es sich um »Altlasten« aus der Zeit vor der Umstellung der Betriebe auf Öko handeln könnte. Die Werte waren tatsächlich ziemlich gering, sie lagen bei den Sunval-Gläschen bei 3 hundertstel Milligramm pro Kilo Babynahrung – damit aber immerhin um das Dreifache über dem Grenzwert von einem hundertstel Milligramm.

Es könnte sich, räumten die Verbandssprecher ein, allerdings auch um schlichten Betrug gehandelt haben.

Reporter des ZDF enthüllten 1992, dass spanische Agrarprodukte, die unter dem Demeter-Siegel »Biodyn« verkauft wurden, zum Teil aus dem konventionellen Anbau stammten – inklusive Kunstdünger und Giftspritze. Ein klarer Fall von »Bio-Lüge«, fanden die TV-Reporter. Der Grund: Ein Kontrolleur vom Demeter-Verband war mit dem Lieferanten verbandelt. Dieser vorgebliche Öko-Bauer hatte ohnehin nicht den besten Leumund, er war, wie der Agrarwissenschaftler Ulrich Hamm wusste, »schon bei anderen Verbänden rausgeflogen«. Die Kontrollen im Ausland, fasste Hamm damals zusammen, seien »nicht gerade der stärkste Punkt«: Die Anbaurichtlinien würden »in verschiedenen Ländern verschieden ausgelegt«. Namentlich in südlichen Ländern seien die Sitten nicht gar so streng: »In Spanien fasst man das etwas lockerer auf.« Der Demeter-Verband räumte »Unzulänglichkeiten« ein und gelobte Besserung, im Sommer 1997 gründete er ein internationales Demeter-Netzwerk, das für »weltweit einheitliche Richtlinien« und »transparente Handelspfade« sorgen soll.

Je kürzer die Wege sind, desto einfacher ist es natürlich mit der Transparenz: Auf dem Markt kann man den Gärtner oder den Bauern noch fragen (und hoffen, dass er die Wahrheit spricht). Im Supermarkt ist es schon schwieriger, wenn man zum Beispiel herausfinden will, wo das Schnitzel an der Fleischtheke herkommt. Um ein Schwein zu Lebzeiten zu besuchen und herauszufinden, ob es denn glücklich ist.

6. Du darfst
Blendende Geschäfte mit Natur-Image

Wo grunzt das Schwein für Edeka? | Wie Rentner Haberditzl vergeblich nach glücklichen Kühen suchte | Die Mogelmarken der Agro-Industrie | Erfolg mit Schweinen: die Schlitzohren aus Schwäbisch Hall | Unilever: Etikettenschwindel, ganz aus Versehen

Als Bernd Haberditzl den Supermarkt betrat, konnte er nicht ahnen, dass sein Besuch bald für Aufsehen im ganzen Land sorgen würde. Bernd Haberditzl ist Rentner, ein Pensionist, wie man in seiner Heimat sagt. Er stammt aus Innsbruck, war dort früher bei der Eisenbahn angestellt in der Rechtsabteilung. Jurist, der er ist, interessiert er sich heute noch sehr dafür, ob alles mit rechten Dingen zugeht. Im Supermarkt, einer Filiale von Interspar am Sillpark, steuerte er die Fleischtheke an. Dort lagen Schnitzel, Braten, Tafelspitz aus, alles von ganz besonderer Güte, streng kontrolliert und von österreichischer Herkunft. Dafür verbürge sich die AMA, die Agrarmarkt Austria Marketing Ges. m. b. H, eine Absatzförderungsgesellschaft der Landwirtschaft in der Alpenrepublik.

Das AMA-Gütesiegel garantiere, so verheißt die Werbung, dass die österreichische Herkunft des Fleisches noch an der Supermarkt-Theke nachzuweisen sei. Jurist Haberditzl nahm das wörtlich: »I hob do gefragt, von was für Tiere dös Fleisch stammt do in der Theke.« Die Antwort war nicht sehr hilfreich, berichtet der Pensionist: »Jo von dem Fleisch in der Theke geht das nicht.« Kunde Haberditzl notierte daher, zwecks weiterer Recherchen, die auf der Packung vermerkte Chargen-Nummer: W131963, sowie den Lieferanten, die Firma Berger aus Wien, Rennweg 56.

Als Haberditzl, der sich ehrenamtlich für den Tierschutz engagiert, gelegentlich zu einem Kongress nach Wien reiste, besuchte er im dritten Bezirk die Firma Berger und zeigte seine Chargen-Nummer. Ein hilfsbereiter Herr namens Treindl forschte in den Unterlagen nach – und fand auch den Absender der Lieferung: die Firma Grandits am Schlachthof in Wien-St. Marx. Haberditzl begab sich dorthin und wurde von Herrn Grandits jun. empfangen. Der hatte nun zwar keine Chargen-Nummer, konnte aber telefonisch bei jener Firma Berger das Datum der Lieferung erfragen und mithilfe eines Schlachthofangestellten, dem Ing. Sporer, eine Reihe von »Schlachtnummern« ausfindig machen. Die führten aber auch nicht geraden Weges zum Bauern, sondern zunächst zur Firma sgs Austria Controll-Co. Ges. m. b. H, ansässig im Ersten Bezirk. Dort endete die Odyssee des Pensionisten: »Dort hat man mir dann erklärt, man gebe mir keine Antwort: Datenschutz.«

Wer an deutschen Fleischtheken nach der Heimat des Schnitzels fragt, macht ähnliche Erfahrungen. Bei Edeka beispielsweise. Dort gibt es das Schnitzel für 9,99 Euro pro Kilo und Schweinebraten im Sonderangebot sogar für 3,79 Euro. Schön billig, aber war das Schwein denn auch glücklich?

Frage an der Fleischtheke: »Entschuldigung, können Sie mir sagen, wo die Sau gelebt hat?« Spontan erklärt die Verkäuferin: »Das kann ich Ihnen nicht sagen.« Sie murmelt dann noch etwas von »Schwarzwald« und »aus unserem Bereich«. Es ist eine Filiale in Stuttgart, der Schwarzwald gehört zur Region.

Wenn wir nun aber gern die Schweine mal besuchen würden, um uns von ihrem Glück zu überzeugen? Ob wir Näheres erfahren könnten? »Müsste ich nachschauen. Das dauert ein Weilchen.«

Sie fängt an, in Schränken zu suchen, öffnet Türen, geht dann ins Büro, und kehrt freudestrahlend mit einem Prospekt zurück: für »Gutfleisch«, Slogan: »Das Beste für Sie«. Der Prospekt schwärmt von der wunderbaren Qualität von »Gutfleisch«, der »Rückverfolgbarkeit und Kennzeichnung«, und dem »QS«-Qualitätssiegel, mit dem es ausgezeichnet sei. Auf dem Titel prangt dann noch der Satz »... da hab ich ein gutes Gefühl«.

Der Edeka-Kunde soll sich also einfach an sein Gefühl halten. Tatsachen, überprüfbare Fakten, etwa die Adresse des Bauern respektive der regionalen Schweinefabrik gibt es nicht.

Aber ein Label prangt auf dem Prospekt: das QS-Prüfzeichen »Qualität und Sicherheit«. Es soll das Vertrauen der Verbraucher ins Fleisch aus dem Supermarkt stärken. Viele Supermarkt-Fleischwaren sind mit dem Siegel ausgezeichnet. Aber ist es denn damit wirklich gut? Bei Tests werden die Marken regelmäßig überprüft – und oft für minder empfehlenswert empfunden. Von der Edeka-Marke »Gutfleisch« rieten Tester des Magazins *Öko-Test* ab, von der »Landklasse« aus dem Hause Coop Schleswig-Holstein, vom »Birkenhof-Fleisch« aus dem Hause Tengelmann wie von vielen regionalen Fleischmarken aus dem Odenwald, aus Thüringen, dem Oldenburger Land, Baden-Württemberg. Insgesamt 31 Labels erhielten in Heft 3/2001 das Prädikat »weniger empfehlenswert« oder »nicht empfehlenswert«: weil Tiermehl oder Gen-Futter nicht verboten war, weil keine artgerechte Tierhaltung vorgeschrieben war oder weil nicht einmal die Verfütterung von Wachstumsförderern verboten war, jenen Pharma-Cocktails, die für unnatürlich schnelle Gewichtszunahme sorgen.

Die Verbraucherorganisation Foodwatch hat sich 2003 mit dem QS-Siegel kritisch auseinandergesetzt. Sie bemängelt, die Werbung wecke »bei Verbrauchern den Anschein, es handele sich bei QS um ein Gütezeichen wie etwa bei dem staatlichen Bio-Siegel«. Dabei gebe es keine besonderen Herstellungskriterien, die die Werbevokabeln »Qualität« und »Sicherheit« rechtfertigten. Fazit der Foodwatch-Leute: »Dadurch werden Assoziationen und Erwartungen bei den Verbrauchern geweckt, die durch das QS-Siegel nicht gedeckt sind.«

Die »Rückverfolgbarkeit«, die der Gutfleisch-Prospekt verspricht, existiert offenbar nur in der Phantasie der Werbetexter. In der Filiale, bei der Verkaufskraft hinterm Tresen, fehlt es jedenfalls an den diesbezüglichen Informationen. Es interessiert sich offenbar auch niemand so recht dafür.

So hat sich eine diffuse Sphäre gebildet um die glücklichen Viecher, die das Schnitzel liefern oder das Frühstücksei. Ein verschwommenes Verständnis von »Öko«, das die echte, gesetzlich festgelegte Öko-Qualität umfasst, aber auch alles andere, was irgendwie mit dem Glück der Tiere zu tun hat. Die verschiedenen Phantasie-Labels der Supermarktketten gehören dazu, die mit Fotos von idyllischen Bauernhöfen suggerieren, in der Heimat der eigenen Schweine sei es so, wie der Verbraucher es sich wünsche. Die Agrarbranche hat sich auch ein Vokabular geschaffen, das Naturnähe suggerieren soll, aber keine unangenehmen, womöglich teuren Verpflichtungen schafft.

Verboten ist das alles nicht, es wird auch von Richtern nicht gerügt. Aber: Bluff ist es schon.

Die Politik unterstützt die Strategie, denn sie sollte einerseits die Wünsche der Verbraucher nach natürlicher Nahrung umsetzen, andererseits die Agro-Branche nicht verprellen, die ja konsequent auf Industrialisierung setzt und auf den Naturfimmel der Konsumenten nur ungern und höchstens im Werbefernsehen Rücksicht nimmt.

Das zeigte sich bei Rentner Haberditzls Ermittlungen in Österreich. Sie blieben zwar erfolglos, doch nicht ohne Folgen: Der Fall kam ins Fernsehen, die Grünen im Wiener Parlament griffen den Vorgang auf und fragten die Regierung förmlich: »Welche Möglichkeiten hat der Konsument, die Herkunft eines AMA-Produktes zu erfahren?«

Die Antwort kam von Magister Wilhelm Molterer, damals Bundesminister für Land- und Forstwirtschaft. Der bestätigte: »Die ‚Richtlinien Frischfleisch' des AMA-Herkunfts- und Gütezeichens sehen vor, dass die Einhaltung der Herkunfts- und Qualitätsanforderungen vom Landwirt bis zur Theke sichergestellt wird.« So hatte es sich der Pensionist Haberditzl ja auch vorgestellt. Vorgesehen ist allerdings nicht, dass ein Pensionist alles wörtlich nimmt und selbst Nachforschungen anstellt. Denn dafür gibt es Berufenere: Die Herkunft der Viecher mit AMA-Siegel, so der Minister, werde »von einem unabhängigen Kontrollunternehmen ständig überwacht«. Der Kunde sollte Vertrauen haben, Fragen seien zwecklos. Denn: »Die Weitergabe von Daten an Dritte ohne Zustimmung des Betroffenen ist jedem Kontrollunternehmen aus Datenschutzgründen generell verboten.« Doch selbst wenn alle Beteiligten die Daten freigäben, wäre die Herkunft des Schnitzels, die Heimat des Schweines, nicht so ohne weiteres festzustellen. Denn im Supermarkt werden ja keine Schweine verkauft, sondern Schnitzel und Hachsen, zerlegte Schweine also. Und das macht die Sache schwierig, räumte der Minister ein. So sei die »Rückverfolgbarkeit« bis ins »Stadium der Grobzerlegung« des Rindes und des Schweines »sehr wohl möglich«. Der Grobzerlegung folgt aber die Feinzerlegung, sodann werden die herausgeschnittenen Stücke »zu einer Charge zusammengefasst«. Und weil in so einer Charge Fleisch von Tieren verschiedener Bauern zusammengefasst sei, seien diese dann eben nicht mehr zu identifizieren.

Es ist also eher eine Glaubensfrage, die Sache mit dem heimischen Fleisch. Man muss einfach dran glauben, wenn der Minister versichert: Der Nachweis der »österreichischen Herkunft« sei »immer lückenlos gegeben«. Ob die Tiere in ihrer österreichischen Heimat auch glücklich sind, das ist dann noch eine andere Frage. Als die österreichischen Grünen nämlich in einer weiteren Anfrage wissen wollten, ob die heile Welt der Werbung, in der »fröhliche Sennerinnen und glückliche Kühe« auftreten, wirklich so heil ist und die AMA-Produkte wirklich von diesen »fröhlichen Sennerinnen und glücklichen Kühen stammen«, mochte der Minister dies so nicht bestätigen. Er legte nahe, die Aussage nicht besonders ernst zu nehmen: Es handle sich um »eine typische werbliche Aussage«.

Die Werbeleute wissen, was Frauen wünschen und Männer auch: glückliche Kühe auf saftigen Wiesen. Doch die Wünsche der Verbraucher werden eigentlich nur noch von den Werbeleuten ernst genommen. Sie schaffen deshalb eine wunschgemäße Welt der Illusionen mit glücklichen Kühen, gackernden Hühnern, guten Puten. Wenn die Wünsche der Verbraucher wirklich ernst genommen würden, dann dürfte es die industrielle Agro-Produktion schon längst nicht mehr geben: 92,3 Prozent der Verbraucher forderten einer schon 1997 veröffentlichten Umfrage der Zeitschrift *Brigitte* zufolge: »Nicht artgerechte Massentierhaltung sollte ausnahmslos verboten werden.«

Da solche Massentierhaltung aber nicht verboten ist, sondern die vorherrschende Produktionsweise, müssen die Agro-Industriellen schon aus Imagegründen den Eindruck erwecken, als ob sie wunschgemäß produzierten. Worauf es ankommt, weiß die Branche ganz genau: Natur und nichts als Natur. Nun ist aber leider das System der Supermärkte darauf gar nicht eingerichtet. Die Supermärkte brauchen bekanntlich alles in Massen und möglichst billig. Das bedeutet: rationelle Produktion ohne sentimentalen Blick aufs Glück der Schweine, Hühner, Rindviecher.

Ein schwieriges Dilemma. Der verbraucherfreundliche Ausweg, einfach auf Öko-Erzeugung umzusteigen, verbietet sich, weil die erdrückende Mehrheit der Agrarier dies nicht will. Selbst nach der BSE-Krise, als der Ruf nach einer »Agrarwende« durch die deutschen Lande schallte und das Vertrauen der Verbraucher in die industrialisierte Landwirtschaft nahe Null war, opponierten Bauernverbände, Ernährungsindustrie und ihnen nahe stehende Professoren gegen die Bio-Produktion. Die Branche versucht ersatzweise, die Erzeugnisse der Agrar-Fabriken möglichst nah an die Bio-Sphäre und ans Idyllisch-Kleinbäuerliche heranzurücken: alles eine Frage des Marketings. Daher sei, so ein Papier der Agrar-Strategen zu Fragen des Marketings die Bio-Produktion »als Imageträger für die gesamte Agrarwirtschaft interessant«.

So durfte das Publikum einige der Agrar-Akteure bewundern, schön ausgeleuchtet, auf Hochglanzpapier, in teuren Anzeigen. Und lernte dabei beispielsweise Carsten Hübner kennen, Obstbauer aus Drewitz bei Berlin. Der setzt, wie er in der Anzeige sagte, »auf die Helfer der Natur«. Bei der Schädlingsbekämpfung betreibt er die »Integrierte Produktion«. Die sei »für alle deutschen Obstbauern heute eine Selbstverständlichkeit«. Bei der »Bekämpfung der Schädlinge helfen Marienkäfer, Florfliegen, Raubmilben, Schlupfwespen und Vögel«. Dass dabei immer noch Chemie zum Einsatz kommt, räumt er allerdings ein. So werden die Grenzen verwischt zwischen den wenigen echten Öko-Obstbauern und denen, die zur Giftspritze greifen.

Rüdiger Faustmann, auch so ein Anzeigen-Star, ist Kartoffelanbauer im sächsischen Naundorf. Er produziert auf 410 Hektar 12 000 Tonnen Speisekartoffeln: »Wir praktizieren umweltgerechten Anbau«, verkündete er stolz. Wer ihn allerdings fragen wollte, wie er seine 12 000 Tonnen bewältigt, so mutterseelenallein, wie er sich in der Anzeige präsentiert, und sogar umweltgerecht, der tat sich schwer.

Rüdiger Faustmann war im Telefonbuch nicht zu finden. Die Agrar-Agentur, die die Anzeige geschaltet hatte, erklärte auf Anfrage, sie könne die Telefonnummern ihrer Anzeigen-Stars nicht so ohne weiteres bekannt geben. Einer aus dem Schwarzwald hätte sich nämlich vor Verehrerinnen kaum retten können, drei Damen wollten ihn gar gleich vor den Traualtar schleppen – dabei war der Bauersmann glücklich verheiratet und Vater zweier Kinder. Verständlich, wenn die Kontaktaufnahme deshalb erschwert wird.

Die Strategie ist klar: Die Funktionäre der Agrarbranche wollen einfach den Eindruck erwecken, alles, was sie uns auftischten, sei pure Natur, unabhängig davon, ob es von kleinen Bauernhöfen kommt oder aus der Agrarfabrik. Die Strategie nützt vor allem den Agrarindustriellen, die damit ein gewisses »Natur«-Image bekommen – es schadet aber jenen, die sich wirklich drum bemühen. Denn die Qualitätsunterschiede werden gezielt verwischt durch diese Strategie der Gleichmacherei.

Verwendet werden dabei Vokabeln wie »umweltgerecht«, »kontrolliert«, »integriert«: Das klingt alles sehr nach Bio-Produktion. Dabei wissen die wenigsten Kunden, was damit gemeint ist. Nach einer Untersuchung der deutschen Agrar-Vermarktungsorganisation CMA vor einigen Jahren kannten immerhin 82 Prozent den Begriff »biologische Nahrungsmittel«. Nur wenige konnten indessen die verschiedenen »alternativen Nahrungsmittel« unterscheiden. Nur einer von vier Konsumenten kannte den Begriff »Integrierter Anbau«. Bei einer Umfrage unter westdeutschen und ostdeutschen Verbrauchern konnte sogar nur eine winzige Minderheit korrekt angeben, was unter Integriertem Anbau zu verstehen ist: Ganze 1,5 Prozent der Befragten im Westen und 1,3 Prozent im Osten wussten, dass bei der »integrierten« Methode Kunstdünger und Gift ebenso integriert sind wie jene Schlupfwespen und Raubmilben aus der Werbung (siehe Seite 24).

Beim »kontrollierten« Anbau glaubten gar 16 Prozent im Westen und 26 Prozent im Osten, es handle sich um ökologischen Landbau. »Angesichts der offensichtlichen Verwechslungsgefahr« raten die Autoren um den renommierten Professor Ulrich Hamm, Universität Kassel, den echten Öko-Anbietern, auf den Begriff »kontrolliert« zu verzichten, solange keine staatlichen Mindestnormen dafür gelten. Die meisten Etiketten, die auf solche »kontrollierte Aufzucht« aus »bäuerlichen Betrieben« hinweisen, seien schlicht »Augenwischerei«, meinte die *Lebensmittelzeitung* Ende 2001 in einem Bericht über eine Untersuchung der Verbraucherzentralen zur Etikettierung von Puten und Hähnchen. Zumeist hielten die Produzenten allenfalls die gesetzlichen Standards ein, und bei 20 Prozent sahen die Tester gar Gesetzesverstöße.

Immerhin pries ein Schild an jenem schweinepestverseuchten ostdeutschen »Tierzuchtgut Losten« mit seinen 62 000 Tieren die »kontrollierte Produktion«, und »kontrollierte Qualität« verspricht auch der westfälische Wurstfabrikant Stockmeyer, der sich, schon bevor in Deutschland die ersten BSE-Rinder auftauchten, Teile seiner Rohware von der belgischen Schmuggler-Mafia liefern ließ: Beef unter BSE-Verdacht. Stockmeyer-Würste wurden dennoch damals von der Agrar-Vermarktungsorganisation CMA mit dem CMA-Gütezeichen beworben: »Aus deutschen Landen sicher auf den Tisch.« Der Kunde wundert sich: Das ist nun nicht gerade das, was man sich unter Fleisch von glücklichen und gesunden Tieren vorstellt.

Die Groß-Agrarier und die Supermärkte unternehmen verständlicherweise nicht sehr viel, um die Verwechslungsgefahr zu beseitigen. Ihnen wird es auch nicht unangenehm sein, wenn sie vom positiven Image der echten Biobauern profitieren. Die Schweizer Einzelhandelskette Migros hat ihre beiden Labels für Bio-Erzeugnisse und solche aus der Integrierten Produktion (IP) eher noch ein bisschen angeglichen. Der Effekt: »Die Migros verwirrt sogar die kritischen Kunden mit den Labels«, schrieb das Magazin *Facts* im Sommer 1997. Denn, so *Facts:* »Die Kennzeichnung der grundverschiedenen Produkte ist damit jetzt so ähnlich, dass selbst kritische Konsumenten ins Zweifeln geraten und unsicher sind, ob sie nun ein IP-Produkt oder ein Bio-Produkt kaufen.«

»Die einst als Orientierungshilfe gedachten Labels führen heute hauptsächlich zur Verwirrung der Konsumenten«, konstatierte die Züricher *Weltwoche*. Es drängt sich der Eindruck auf, dass viele Erzeuger diese Verwirrung geschickt nutzen, um den Leuten ordinäre Massenware aus Tierfabriken und Giftgärten unterzujubeln. Auch die zahlreichen Gütesiegel, die mit Naturnähe und gesicherter Herkunft werben, haben mit Öko im strengen Sinne nichts zu tun.

Das »Herkunfts- und Qualitätszeichen Baden-Württemberg« etwa wirbt mit dem Slogan: »Gut zu wissen, was man isst und trinkt«. Für dieses Siegel sind besonders strenge Bedingungen zu erfüllen, unter anderem beim Tierfutter. Weil die Siegel-Lebensmittel aus »umweltbewusster und tiergerechter Erzeugung« stammen, muss das Futter »weitestgehend aus heimischer Erzeugung stammen«. Und: »Futtermittel-Zusatzstoffe sind bis auf wenige Ausnahmen verboten.« Diese Vorschrift ist besonders bemerkenswert, weil bei Kühen, die für die Freiburger Molkerei Breisgaumilch produzieren, im Jahre 1998 mehrfach auffällige Dioxinwerte gemessen wurden – zurückzuführen auf belastete Futterzusätze aus dem doch recht fernen Brasilien. »Kraftfuttermittelzukauf ist nicht verboten«, sagt Heinz Kaiser, der Hauptabteilungsleiter Milcherfassung und Logistik bei der Molkerei Breisgaumilch, die mit dem Herkunftszeichen wirbt. Doch er nimmt auch gleich seine Bauern in Schutz: Sie müssten den Kühen das Kraftfutter geben, damit die Milch so billig wird, wie es die Supermarktketten verlangen. Aus welcher Weltgegend dann aber Raiffeisen seine Futterzutaten bezieht, und »was da alles verarbeitet wurde, das kann der Landwirt nicht nachvollziehen«. Gut zu wissen, was man isst und trinkt – wenn selbst der Bauer nicht weiß, was er verfüttert?

Im Dunstkreis der Bio-Sphäre ist ein Milieu entstanden, das die Sehnsucht der Verbraucher nach Natur und ihre Bereitschaft, dafür gern Geld auszugeben, geschickt nutzt. Während die echten Ökos aber auch einen aufpreiswürdigen Aufwand treiben, viele Kontrollen über sich ergehen lassen müssen, um den Bio-Aufschlag zu verdienen, versuchen andere, so ein bisschen wie Bio zu erscheinen. Sie setzen nach Gutdünken mehr oder weniger strenge Regeln, sonnen sich aber so nebenbei im strahlenden Image des ökologischen Landbaus.

Eine besonders erfolgreiche Unternehmung in diesem Öko-Dunstkreis ist die Bäuerliche Erzeugergemeinschaft Schwäbisch Hall im Norden Baden-Württembergs. Die Vereinigung ist so eine Art Vorzeigeprojekt, ein Modell, das beweist, wie mit Streben nach hoher Qualität auch wirtschaftlicher Erfolg und Ansehen beim Verbraucher einhergehen kann. Die 1988 gegründete Vereinigung von Agrariern aus der Region Hohenlohe ist mittlerweile ein kleinbäuerliches Großunternehmen, erzeugt im Jahr über 150 000 Schweine, dazu fast 10 000 Rinder und 1700 Kälber. Gesamtumsatz: 84 Millionen Euro (2008).

Berühmt geworden ist die Vereinigung, weil ihr Chef und Gründer Rudolf Bühler einst das Schwäbisch-Hällische Landschwein vor dem Aussterben gerettet hat. Das war zwar robust, galt aber als zu fett und daher schwer verkäuflich. Bühler hat das Schwäbisch-Hällische Schwein gerettet. Ein verdienstvolles Projekt. Für die Bauern, und auch für die Freunde von Schnitzel und Braten. Denn das Fleisch des Tieres schmeckt ganz prima. Das Schwäbisch-Hällische Schwein wächst in kleinen Bauernhöfen auf. Es sieht mediengerecht knuffig aus, mit rosa Hintern und schwarzem Kopf, in der schwäbischen Heimat »Mohrenköpfle« genannt.

Nur: Was den Kunden verkauft wird, ist keineswegs pures Schwäbisch-Hällisches Landschwein. Bühler und seine Genossen haben zwei Produktlinien im Programm: Eine reinrassige Schwäbisch-Hällische, mit schön fetter Schwarte. Weil die Leute sich aber heute vor dem Fett fürchten, gibt es auch eine Magerversion, für die der belgische Pietrain-Eber, der King der Tierfabriken, eingekreuzt wurde. Für die Kunden aber ist nicht ersichtlich, welche Version sie gerade kaufen.

Das Schwäbisch-Hällische Schwein ist also mithin eher so eine Art Symbol-Sau, ein Imageträger. Es sieht hübsch aus, es liefert eine schöne Gründer-Legende, aber als Fleischproduzent wird es nur halbherzig und teilweise eingesetzt.

Betrug ist das selbstverständlich nicht, höchstens ein bisschen bauernschlaues Verwischen von Grenzen.

Betrügerisch waren jene Praktiken, mit denen eine Filiale der Vereinigung Schlagzeilen gemacht hat. Der Pächter des Schwäbisch-Hällischen Verkaufsstandes in der Stuttgarter Markthalle, dem örtlichen Gourmet-Tempel, holte die Schnitzel ganz einfach aus dem Supermarkt, klebte ihnen dann, sozusagen als Upgrade, das Schwäbisch-Hällische Label auf, und verkaufte sie teuer weiter.

Im Winter 2005 berichtete die *Bild*-Zeitung über diesen »Fleisch-Skandal in der feinen Markthalle« und den Pächter des Schwäbisch-Hällischen Marktstandes, Tihomir S., und zitierte ehemalige Mitarbeiter zu dessen Praktiken: »Herr S. hat fast täglich Fleisch und Geflügel aus Billig-Supermärkten geholt und im Kofferraum seines Jaguar zur Markthalle transportiert. Wir mussten die Sachen als gute Schwäbisch Haller Ware, oft fürs Dreifache des Preises, verkaufen, Weil wir den Betrug nicht länger mitmachen wollten, hat er uns gefeuert.« Der Markthändler bestritt die Vorwürfe, wurde aber schließlich seinerseits von der Erzeugergemeinschaft gefeuert: Die Beweislage habe sich »verdichtet«. Fortan wurde der Stand mit eigenem Personal weitergeführt. Die Schwäbisch-Hällischen Bosse haben schnell gehandelt, bevor ihr Image als feine Fleischproduzenten nachhaltig Schaden nehmen konnte. Nichts wäre schädlicher, als wenn die eigene Ware mit schnödem Supermarktfleisch in einen Topf geworfen würde und so das preissteigernde Öko-Image Kratzer bekäme.

Dieses Natur-Image ist schließlich eine tragende Säule des Geschäftes. Tatsächlich wirtschaftet nur ein kleiner Teil der rund 1000 Mitgliedsbetriebe anerkannt ökologisch. Wie viele es genau sind, will die Vereinigung nicht sagen. Die Tierproduktion der Schwäbisch-Hällischen Erzeugergemeinschaft als Ganzes ist, im strengen Sinne, keine richtige Öko-Veranstaltung. Es sieht nur ein bisschen so aus.

Im hohenlohischen Land, »wo die Schlitzohren auf den Bäumen wachsen« *(Stuttgarter Zeitung)* sind die Bauern besonders pfiffig. So bezeichnet sich Bühler selbst als Öko-Bauer »mit Leib und Seele«: Er bewirtschaftet seinen »Sonnenhof« im hohenlohischen Wolpertshausen, auf halber Strecke zwischen Stuttgart und Nürnberg (30 Hektar Ackerland, 10 Hektar Weiden 10 Hektar Wald) seit 1994 ökologisch, nach den Regeln des »Ecoland«-Verbandes. Das ist so etwas wie »Bioland« oder »Demeter«, die bekannten Bio-Verbände. Den Ecoland-Verband hat Bühler selbst gegründet, mit anderen hohenlohischen Bauersleuten. Auf der Internetseite heißt er persönlich die Besucher willkommen: »Grüß Gott, liebe Gäste«. Bühler ist die »verantwortliche Ansprechperson« des Ecoland-Verbandes, der auch ein anderes seiner Projekte betreut, eine Gewürzkooperative in Indien.

Seine Erzeugergemeinschaft im Schwäbisch-Hällischen, das betont Bühler auch immer wieder, wenn man ihn fragt, arbeitet nicht im engeren Sinne nach den Regeln und Gesetzen für den ökologischen Landbau. Es erscheint nur so ähnlich, und in der Öffentlichkeit wird der Boss gern als Bio-Repräsentant seines ganzen Vereins wahrgenommen. Der Südwestrundfunk beispielsweise textete über ihn: »Bühler setzt auch hauptberuflich auf Bio. Er ist Vorstandsvorsitzender der Bäuerlichen Erzeugergemeinschaft Schwäbisch Hall. Mit dem Schwäbisch-Hällischen Landschwein fing es an, dann kamen Rinder dazu und Wurst mit Reinheitsgebot und jetzt chemiefreier Gewürzanbau.«

Bühlers Marketing nutzt den Bio-Look geschickt: Er veranstaltete ein ländliches Altrockertreffen (»Rock for Nature«), das den Medien als »Öko-Festival« galt, mit teils betagten Stars wie Joe Cocker. Statt Cola und Hamburger gab's »Bionade« und »Öko-Brot« von Festival-Acker. »Das hat die Leute begeistert«, sagte Bühler im Radio. Dazu schrieb die *Süddeutsche Zeitung*: »Woodstock in Wolpertshausen: Auf einem Acker lassen Biobauern Musiker wie die Scorpions, Nena oder Joe Cocker für mehr ökologisches Bewusstsein rocken.« Überschrift: »Rind of Change«.

Auch die Selbstdarstellung von Bühlers Bauernbund bewegt sich so im Dunstkreis der Naturkost: Sie wollen »gesunde Lebensmittel in Verantwortung für Natur und Kreatur und zum Wohl für unsere heimischen Verbraucher/-innen« erzeugen. Dazu gehört auch ein glückliches Dasein für die Tiere: »Natürlich geben wir unseren Schweinen nur bestes und gesundes Futter zum Fressen. Verboten sind Medikamente, Wachstumsförderer, Tiermehl und andere bedenkliche Stoffe.«

Naturnah bis zur Schlachtbank: »Wenn unsere Tiere ausgemästet sind, bringen wir Bauern sie selbst zum eigenen Erzeugerschlachthof nach Schwäbisch Hall, damit sie nicht durch Tiertransporte leiden müssen. Dort werden sie unter Aufsicht von Veterinären tierschutzgerecht geschlachtet und verarbeitet.«

Das ist zweifellos besser als Massentierhaltung, und vielen Verbrauchern genügt das auch. Aber: Bio ist es nicht.

Bühler ist kein Bio-Papst und kein Gourmet-Prophet und schon gar kein Verbraucher-Anwalt. Er ist Bauernführer und vertritt die Interessen seiner hohenlohischen Bauernscharen. Besonders pfiffig: dass der Anführer ein Biobauer ist, die Mehrheit seiner Mit-Bauern aber nicht. So strahlt das Öko-Image auf die ganzen Würste, auf alle Schnitzel, ohne dass gleich alle Agrarier die Öko-Regeln befolgen müssen.

Die Vorzüge haben auch andere Nahrungsproduzenten gewittert: Seit ein paar Jahren produziert Bühlers Erzeugergemeinschaft auch für den Food-Multi Unilever, unter dem Label »Du darfst«, der Light-Linie für die Figurbewussten und die Mädels mit Fett-Phobie. Das scheint nun gar nicht zusammen zupassen, die traditionell prächtig fette Schwäbisch-Hällische Landsau und die Magermarke des britisch-holländischen Food-Multis. Die Partner aber machten sich passend: Für die Du-darfst-Würste gibt es keine »Mohrenköpfle«. Für sie gibt es das klassische Deutsche Landschwein, die magere »weiße Rasse«, wie sie Rudolf Bühler genannt hat. Und gegen die er das Schwäbisch-Hällische Landschwein einst ins Rennen geschickt hat. Und nun kommt das gemeine Landschwein zu neuen Ehren, als »Du-darfst«-Sau unter Schwäbisch-Hällischem Logo.

Man könnte das für Etikettenschwindel halten, aber es ist nur eine neue, pfiffige Vermarktungsidee von Bühler und seinen schlauen Bauern. Die Absicht ist klar: Unilever will von den aufrechten Bauern mit den glücklichen Tieren nicht nur Fleisch kaufen, sondern auch einen gewissen Image-Transfer. Du darfst: Außen Plastik, innen Natur.

Überraschenderweise prangte dann bald das Logo der Bäuerlichen Erzeugergemeinschaft Schwäbisch Hall auch auf der »Du-darfst«-Geflügelwurst. Geflügel von den schwäbischen Schweinebauern? Nein, nein, ein bedauernswerter Irrtum, »ein Gedankenfehler«, sagte auf Anfrage ein Unilever-Sprecher. Das sei so »reingerutscht«. Als den Unilever-Leuten dann dämmerte, dass die Geflügelwurst »ja nun wirklich nichts mit Schwäbisch Hall zu tun« hat (der Sprecher: »Das ist ja ein ganz anderes Fleisch!«) wurde der Etikettenschwindel natürlich »sofort gestoppt«. Da haben sie es aus Versehen zu weit getrieben, und es auch gleich eingesehen.

Der »Du-darfst«-Deal ist für Öko-Puristen zweifellos ein Sündenfall. Wie weit sollte die Naturkostbranche gehen, wenn sie die Massen erteichen will? Darüber gibt es wachsende Differenzen in der Branche.

7. Grüne Hölle
Zoff in der Szene

Big Business in Bio: Kolchosen im Osten, Plantagen in Brasilien | Weshalb unter Brauern der Bier-Krieg ausbrach | Bio-Bluff bei Chiquita | Supermarktkunden auf den Barrikaden: Alle kämpften gegen Lidl | Die Schizophrenie der Bewegung | Dicke Brüste: Gegen die Perversionen der Putenindustrie

Die Kühe haben es gut hier: Sie sind, zumindest im Sommer, viel an der frischen Luft. Sie haben Platz und eine prima Weitsicht, denn die Gegend ist platt, kein Hügel verstellt die Aussicht. So sehen die Rindviecher schon von weitem, wenn Besuch kommt. Denn manchmal sieht ein Mann nach dem Rechten, flickt die Zäune oder kümmert sich um die Kuh, wenn diese ein Kalb kriegt, wie ein Cowboy. Hier reitet er aber nicht, sondern fährt VW Polo, denn die Herde ist groß und das Gelände weit: Mehr als 4000 Rinder leben auf der Halbinsel Darß-Zingst, auf 4000 Hektar.

Die Halbinsel liegt, grob gesprochen, neben Rügen, in einer Landschaft, die ehedem zur DDR gehörte. Viel Aufbauarbeit wurde seither geleistet, neue Häuser wurden gebaut mit schmucken Reetdächern, neue Hotels und Kuranlagen.

Früher waren es noch mehr Kühe, 8500 Stück lebten auf dem gleichen Gelände. Sie gehörten zum VEG Zingst, dem »Volkseigenen Gut«. Nach der Wende kam Karl-Heinz Daetz aus Rostock, wo er in einem Staatsbetrieb gearbeitet hatte. Hier, am nördlichen Rand der Republik, erkannte er eine Marktchance: Bio. »Diese Region«, sagt Geschäftsführer Daetz, »ist für Mensch und Tier schon immer eine Oase gewesen«. Und er gründete eine GmbH & Co. KG mit ökologischem Anspruch.

Er ließ riesige Ställe bauen, direkt neben den alten Baracken aus DDR-Zeiten, riesige Silos auch fürs Winterfutter, wenn die 3000 Rindviecher von der Weide geholt werden. Die großen grünen Stallhallen seien, sagt Daetz, nach strengen tierschützerischen Regeln errichtet worden, so streng, dass Fremde draußen bleiben müssen, vor der Seuchenwanne, einer überdimensionalen Pfütze im Eingang, durch die die Rindviecher zum Schutz vor Ansteckung geschleust werden. Die grünen Eisenkoppeln, in denen die Rinder zusammengetrieben werden, erinnern ein bisschen an den Schlachthof von Chicago, und der 70 000-Euro-Traktor Marke John Deere mit eingebauter Klimaanlage zeugt von agrarischer Modernität.

Biopark heißt die Marke, zu der dieser Betrieb und 500 weitere gehören – Biopark ist Big Business in Bio. Die Tiere werden, wenn ihre letzte Stunde geschlagen hat, in die ganz normalen Schlachthöfe der großen Agro-Konzerne verfrachtet, und hernach, in Teilen, an Großabnehmer verkauft: Tengelmann, Edeka, Kaiser's, an Nestlés Alete und Hipp, den bayerischen Babykost-Hersteller.

Denn Biopark ist der größte unter den deutschen Bio-Anbietern. Neben den Kühen auf Zingst gehören tausende andere dazu, insgesamt über 60 000 Rindviecher. Die Konkurrenz aus dem Osten ist der westdeutschen Bio-Szene nicht sehr willkommen.

Biobauer Stephan Kreppold, Bioland-Bauer aus der Augsburger Gegend, verkaufte früher einiges an bayerische Abnehmer wie Hipp. Doch mit der Ware aus den östlichen Öko-Kolchosen kann er nicht konkurrieren: »Wir kommen da nicht mehr unter.« Alete beispielsweise arbeitet, wie Biobauern beklagen, nur mit Lieferanten zusammen, die mehr als 100 Mutterkühe besitzen. Das führte zu »innerverbandlichen Unstimmigkeiten« bei kleineren Biopark-Mitgliedsbetrieben, wie die *Bauernstimme* berichtete, das Zentralorgan der Klein-Agrarier.

Der Zingster Geschäftsführer Daetz hingegen verweist kühl auf die rationelleren Betriebsgrößen im Osten und die rückständigen Produktionsmethoden der Dörfler im Westen: Erst ab 100 Hektar, erzählt er beispielsweise bäuerlichen Besuchern aus Bayern, sei ein Betrieb wirtschaftlich zu führen: »Man kann das Rad der Geschichte nicht zurückdrehen.«

Der Streit in der Bio-Szene ist symptomatisch. Und nicht nur die Bauern sind betroffen, sondern auch die Händler und die Kunden: Als zum Beispiel die Billigst-Kette Lidl, die wegen diverser Skandale bei Öko-Anhängern als Horror-Laden gilt, beim Öko-Händler Basic einsteigen wollten, löste das nicht nur Kritik auf der Basic-Chefetage aus, sondern auch innerhalb der Kundschaft. Viele traten in Kaufstreik, schließlich musste der schlecht beleumundete Discounter wieder aussteigen.

Plötzlich ist in der Bio-Szene eine Lage entstanden, die vor wenigen Jahren nicht abzusehen war. Plötzlich verkaufen auch die Supermärkte Bio, und zwar im großen Stil. 77 Prozent der Befragten gaben nach einer Emnid-Umfrage von 2009 an, dass sie Bio-Produkte am liebsten im Supermarkt kaufen. Und schon 62 Prozent bevorzugte sogar den Discounter, also Läden wie Lidl oder Aldi. Kein Wunder, dass schon ein Drittel aller Bio-Lebensmittel in Deutschland bei den Discountern verkauft wird.

Das hat Folgen. Für die Preise, für die Qualität, für die Standards.

Schon und plötzlich gibt es, dank Deutsch-Ost, Agro-Fabriken, die Bio auch so liefern können, wie es die Großabnehmer wünschen: regelmäßig, in stets gleicher Qualität, in großer Menge und daher billig. Und falls das nicht reicht, gibt es noch das Ausland, Tschechien, die Ukraine, notfalls China. Denn die Supermärkte wollen nicht bei Bio ihre wichtigste Waffe im Kampf um die Kundschaft aus der Hand geben: supergünstige Niedrigpreise.

Und wenn Läden wie Rewe, Lidl oder Aldi mit Schleuderpreisen die Öko-Kunden locken wollen, müssen sich die Biobauern beugen. Der Grünen-Europaabgeordnete und Biobauer Friedrich Graefe zu Baringdorf sieht daher »im Zeitraffer« all die Probleme auf die Öko-Agrarier zukommen, mit denen sich die herkömmlichen Bauern seit längerem herumschlagen: den Streit zwischen den kleinen Familienhöfen und den riesigen Agrarfabriken, die unbarmherzige Preisspirale, die nur den Weg nach unten kennt, die Suche nach immer rationelleren Produktionsmethoden. Seufzte Bioland-Chef Thomas Dosch: »Der Handel geht mit Bio um wie mit jedem anderen Produkt.«

Während die herkömmlichen Bauern ohne große Skrupel mit Gift und chemischem Dünger möglichst billig produzieren, hatten die Öko-Bewegten ja ursprünglich höhere Ziele. Sie wollten Lebensmittel anbieten, die gesund sind, die gut schmecken, die guten Gewissens zu genießen sind, weil sie die Umwelt schonen und die Tiere. Und die Kunden hatten ähnlich hehre Ansprüche. Bei einer Umfrage der Verbraucherzentrale Baden-Württemberg Anfang 2008 legten die Befragten besonderen Wert auf umweltgerechte Produktion, geringe Giftrückstände, Strenge bei Zusatzstoffen, artgerechte Tierhaltung.

Was aber ist umweltgerechte Produktion? Und was ist artgerechte Tierhaltung? Da gehen die Meinungen weit auseinander. Auch in der Bio-Branche. Wer als Kunde glaubt, er brauche nur nach dem »Bio«-Siegel zu suchen und gehe damit auf Nummer sicher, der irrt. Es gibt zwar die gesetzlichen

Standards, nach denen sich alle Anbieter zu richten haben, doch manche Verbände sind strenger und wollen sich dadurch von den anderen abheben. Und mit wachsendem Marktanteil des Bio-Sektors werden die Abstände zwischen den Anbietern noch größer.

Beispiel Kuh: In der konventionellen Tierhaltung werden die Hörner der Rindviecher oft abgesägt. Das erleichtert die Tierhaltung im Massenstall: Die Viecher können sich auch im Gedränge nicht so leicht verletzten. Und wozu soll die Kuh auch das Horn tragen? So erlauben es selbst die Bio-Richtlinien der Europäischen Union, den Rindern die Hörner abzusägen.

Der Demeter-Verband aber, der strengste in der Bio-Branche, verbietet es, und zwar nicht nur aus Tierliebe, sondern auch aus Gründen der Gesundheit – beim Menschen. Denn es gebe Hinweise, so der Verband, »dass Demeter-Milch von Hörner tragenden Kühen selbst von Menschen vertragen wird, die auf herkömmliche Milch allergisch reagieren«.

So ist es nicht nur eine Frage der Neigung, des Geschmacks, welche Qualität und welche Standards jemand bevorzugt – es geht auch um die Qualität des eigenen Körpers, die Gesundheit, die Lebensqualität. Dabei scheinen die strengeren Regeln, wie im Falle der Kuh-Hörner, zu verbesserter Qualität zu führen. Und es mehren sich andererseits die Hinweise, dass laxere Regeln, der Trend zur Massenproduktion, auch bei Bio, die Gesundheitsrisiken wieder erhöhen. Beim Menschen, und auch beim Tier.

Beispiel Kuh: Auch in der Bio-Sphäre sind ja nicht alle Tiere glücklich und gesund.

So kann es auch bei Öko-Kühen zu Euterentzündungen kommen – allerdings vornehmlich dann, wenn die Kühe auf Hochleistung getrimmt werden. Die Bio-Richtlinien sind keine Tierschutznormen, und sie sind auch keine Glücks-Garantie fürs Tier. Sie lassen durchaus verschiedene Produktionsmethoden zu – und der Trend geht dabei zur Massenproduktion.

Die Branche spricht dabei gern von Professionalisierung. Das bedeutet: Die Bio-Anbieter passen sich an die professionellen Anforderungen der Supermarktkultur an.

Heinrich Tiemann markiert sozusagen die Top-Position unter den Professionals. Schwarzer Mercedes, Nadelstreifen – »man kann ihn getrost als Biobaron bezeichnen«, notierte das Magazin *Focus*. 9 Millionen Eier lässt er jeden Monat legen, von 400 000 Hennen, verteilt auf 26 Höfe mit 3000 bis

30 000 Tieren. Seine Firma Wiesengold Landei liefert nach eigenen Angaben drei Viertel der Eier in Supermärkten wie Tegut, Edeka, Tengelmann. »Wenn 80 Millionen Deutsche Bio essen möchten, ist das mit purer Idylle nicht möglich«, sagt Tiemann.

Das stößt neuerdings immer öfter auf Kritik.

Im *Kritischen Agrarbericht* bemängelte deshalb Barbara Rempe vom Deutschen Tierschutzbund schon 1997 die Regeln der Öko-Verbände: »Wenn diese Vorschriften an die Haltung auch anspruchsvoller sind« als die diverser Supermarkt-Labels, so seien sie dennoch »in vielen Punkten zu unkonkret, um einen ausreichenden Schutz unserer Mitgeschöpfe zu sichern«.

im Februar 2009 gab es sogar eine Demonstration von Tierschützern gegen Öko-Bauern anlässlich der Messe BioFach in Nürnberg. Sie wehrten sich, verkleidet mit gelben Plüschkostümen, gegen die Tötung von Millionen von Küken. 40 bis 50 Millionen von ihnen, darunter 2 Millionen aus der Bio-Klasse, müssen jedes Jahr sterben, weil sie das falsche Geschlecht haben. Als Legehennen werden nur die weiblichen Tiere gebraucht, als Brathähnchen nur die männlichen. So will es die Zuchtlogik der globalen Agro-Konzerne, deren Erzeugnisse, die kleinen, süßen Küken, auch die Bio-Erzeuger beziehen.

Es geht um »Massenmord«, wie es Katharina Reuter formulierte, Demo-Organisatorin des »Tierzuchtfonds«, einer Organisation des Deutschen Tierschutzbundes, der Schweisfurth-Stiftung und der Zukunftsstiftung Landwirtschaft. »Tierschützer gegen Biobauern – das hat es so noch nicht gegeben«, wunderte sich die linke *Tageszeitung*.

So steht die Bio-Branche verstärkt unter Beobachtung. Abweichungen von Moral und hehren Idealen werden schärfer kritisiert – und manche in der Branche versuchen, verschärfte Naturnähe und Tierliebe zu praktizieren und sich so von den Bio-Bluffern abzuheben.

Die »Hermannsdorfer Landwerkstätten« nahe München beispielsweise bieten Eier an von Hühnern einer alten Landrasse, den »Sulmtalern«. Bei ihnen gibt es keine Spezialisierung auf Ei und Fleisch. Und so dürfen auch die Söhne in jeder Generation am Leben bleiben. Folgerichtig wirbt am Eierstand im Laden ein Plakat: »Kaufen Sie meine Eier, dann retten Sie meine Brüder.« Gemalt hat es die Tochter des Gutsbesitzers Karl Schweisfurth.

Konsequent für tierfreundliche Produktion – und wenn es nicht geht, lieber gar nichts anbieten als sich an die verrohten Sitten in der Agro-Industrie anzupassen: Das fordern jetzt immerhin manche Repräsentanten der Bio-Branche.

Als zum Beispiel der Bio-Bluffer Berthold Franzsander mit seinen Puten aufgeflogen war, forderten Kollegen den Ausstieg aus der Putenmast: »Wir müssen ehrlich sagen: Es gibt keine Bioputen«, konstatierte der nordrheinwestfälische Biobauer Friedrich Ostendorff. Die hochgezüchteten Fleisch-Viecher mit dem extraschweren Brustpaket, gezielt auf Ertrag getrimmt von den Agro-Multis, seien »eigentlich nicht für den Bio-Bereich geeignet«. Guten Gewissens könne man daher keine Bio-Puten verkaufen.

Tatsächlich ist die Putenproduktion ein Beispiel für die extremen Perversionen der Hochleistungsmast – und es ist in der Tat fragwürdig, wenn sich die Bio-Branche diesen Geschäftszweig als Modell nimmt.

In einem durchschnittlichen Stall der Firma Heidemark etwa, die zu den Marktführern gehört, mit Staatsgeld eine riesige Schlachtanlage bei Magdeburg gebaut hat und kleinere Bauern mit der Lohnmast betraut, leben 5000 Puten. Im niedersächsischen Kreis Cloppenburg halten die Putenmäster im Durchschnitt 10 000 Tiere, in größeren Ställen drängeln sich bis zu 25 000 Tiere. Da geht es natürlich nicht immer ganz friedlich zu.

Einsteiger im Puten-Business müssen mit aggressivem Federvieh rechnen, warnte das Merkblatt 291 der Deutschen Landwirtschafts-Gesellschaft. Im Massenstall, so das Merkblatt, »neigen Mastputen zu Federpicken und Kannibalismus«, weshalb empfohlen sei, vorsorglich »die Schnäbel zu kupieren«. Dem Anfänger seien detaillierte Handreichungen gegeben: »Es stehen zwei erprobte Methoden zur Verfügung: das Kupieren des Oberschnabels mithilfe eines glühenden Messers und das Kupieren mithilfe eines Laserstrahles. Bei Letzterem wird beim Eintagsküken an der vorgesehenen Trennstelle ein Loch in den Oberschnabel gebrannt. Hierbei fällt die Schnabelspitze nicht unmittelbar, sondern erst nach einigen Tagen ab. Somit können die Tiere in den ersten kritischen Tagen problemlos Futter aufnehmen.«

Das Merkblatt zeigt: Es waltet, bei aller Massenabfertigung, doch ein bisschen Mitgefühl fürs Mitgeschöpf. Die Experten aus der Geflügelindustrie sehen aber auch den Mäster als Menschen, der durch die unschöne Arbeit in der eigenen Tierfabrik seelisch Schaden nehmen könnte: »Der Putenmäster unterliegt neben der körperlichen Belastung auch einer psychischen, da die Gefahr von Tierverlusten durch unzureichende Aufnahme von Wasser und Futter sowie durch Erdrücken sehr hoch ist«, weiß ein maßgebliches Fachorgan, das *DGS Magazin*.

Glücklicherweise kann der sensible Putenfabrikant die seelische Belastung mindern, indem er dem Exitus im Putenstall medikamentös entgegenwirkt. Er kann, ganz legal, einen ganzen Cocktail gesetzlich zugelassener Arzneimittel täglich ins Futter kippen. *Der kritische Agrarbericht 1997* beschrieb solche Rezepturen: »Industriell hergestellte Fertigfuttermittel für Puten enthalten neben einem Kokzidiose- und Schwarzkopfkrankheit-Prophylaktikum häufig auch nutritiv wirksame Fütterungsantibiotika, die die Futterverwertung verbessern sollen. Als zugelassene Antibiotika werden bei Puten bis zur 26. Woche Flavophospholipol, Spiramycin, Virginamycin und Zinkbacitracin eingesetzt. Kokzidiostatika wie Monensin, Amprolium, Robenidin, Halofunginon, Metichlorpindol oder Lasalocid sind zumeist bis zur 12. Woche im Futter enthalten. Zur Verhütung der Schwarzkopfkrankheit bei Puten sind Nifursol und Ipronidazol zugelassen.«

Ein Modell für die Öko-Geflügelzucht ist das sicher nicht, *Der kritische Agrarbericht* findet diesen Medikamenteneinsatz denn auch »unverantwortlich«. Humorbegabte Veterinäre aus dem Norddeutschen nehmen es eher von der heiteren Seite: »Wer Putenschnitzel isst, kann sich den Weg in die Apotheke sparen.« Der Konsument erfährt davon natürlich nichts, er hört nur regelmäßig, dass Rückstände von derlei Mitteln im Putenfleisch gefunden wurden. Verborgen bleibt, von welchem Industriebetrieb das betreffende Schnitzel stammte und in welchem Supermarkt es verkauft wurde. Der Supermarkt als Daseinszweck und -bestimmung: Für die Truthühner hat ein Leben, das auf neonbeleuchtete Kühltheken hinzielt, nur wenige Freuden zu bieten. Es währt auch nicht sehr lange. Dank der imposanten Futter-Mixtur wachsen sie rapide: Die weiblichen Tiere erreichen in 16 Wochen 9,5 Kilo und die Hähne in 22 Wochen 19,5 Kilo Lebendgewicht. Dieses ist, weil die Tiere vor allem wegen ihrer Brust geschätzt und gekauft werden, ein bisschen ungleichmäßig verteilt. Die Brust hat dank züchterischer Künste ein gewisses Übergewicht bekommen, weshalb die Pute Mühe hat mit dem aufrechten Gang. »Man muss sich das vorstellen wie bei einem Wanderer, der sich einen schweren Rucksack vorn auf die Brust geschnallt hat«, sagt Professor Ulrich Neumarm, Leiter der Klinik für Geflügel an der Tierärztlichen Hochschule Hannover. Das dauernd drückende Gewicht geht natürlich auf die Knochen. Das gebeugte Tier bekäme, sagt Neumann, »X-Beine« oder »verdickte Beine«. Die unheilvolle Gewichtsverteilung hat leider auch zur Folge, dass die Fortpflanzung bedroht ist, weil der Puter die Pute kaum noch besteigen kann aus statisch-dynamischen Gründen. An seine Stelle tritt deshalb der Mensch, allerdings in einer nicht ganz artgerechten Rolle: als »Truthahn-Masturbator«. Dessen Tagwerk verlangt, wie die belgische Zeitung *De Morgen* einmal beobachtet hat, viel Übung und ein feines Gespür fürs Tier. Denn der Mann verrichtet seine Arbeit auf oralem Wege, so das belgische Blatt: »Er nimmt dem Truthahn per Blasrohr Sperma ab und überträgt es den Hennen.« Das Leben, solchermaßen der freudigen Elemente beraubt, bleibt bloßes Vegetieren in einer Welt, in der auch der Mensch schließlich zu absurden Verrichtungen genötigt ist. Mit natürlichen Verhältnissen, wie es der romantische Kunde gern hätte, hat es nicht viel zu tun.

Das gilt erst recht fürs Lebensende in der Geflügelfabrik. Das wird bei den Debatten über die rationelle Tierhaltung gern vergessen: Wenn da tausende von Tieren leben, müssen auch tausende geschlachtet werden. Für Pietät ist kein Platz: »Der Trend geht auch hier zur Vollautomatisierung«, meldet das Fachorgan *Die Ernährungsindustrie*. So werden beispielsweise die Broiler, wie im Fachjargon die Masthähnchen genannt werden, gleichsam fließbandmäßig entleibt. Das Fachblatt beschreibt das System, nüchtern und ohne Mitgefühl für Broilers letzten Gang, eigentlich ein mechanischer Vorgang, bei dem der Todeskandidat, noch lebend, schon am Haken hängt: »Die Hängebahnen transportieren die Broiler nacheinander durch den Betäuber, Töter, Brüher und Rupfer.« Immerhin ist der Gockel nicht ganz allein in so einer Lage.

Bis zu 8000 Broiler pro Stunde kann eine moderne Anlage verarbeiten, ganz rationell. In der »Töterabteilung«, so das Fachblatt, »werden der Kopf und die Luftröhre zusammen mit der Speiseröhre entfernt. Die Därme einschließlich Kropf und Lungen werden dann zusammen mit den Innereien aus dem Körper gezogen«. Der verbleibende Rest kommt je nach Bedarf in eine Zerteil- und Filetiermaschine. Die Reste am Knochen nagt ein spezielles »Fleischrückgewinnungsgerät« ab. Diese Fleischreste eignen sich immer noch, so das Fachblatt, »für die Herstellung verschiedener Imbisse und Wurstwaren«.

Einer der führenden Anbieter solcher Geräte ist die niederländische Firma Stork. Deren Tochterfirma »Stork Titan« produziert eine »Hochdruck-Formmaschine«, mit der sich die Fleischreste zu Hamburgern und ähnlichen Presswaren verarbeiten lassen. Auch für Brathähnchen hat sie praktische Apparate, wie das »Nu-Tech Bratfertigsystem«, das ein revolutionäres Gerät ist, weil es durch einen vollautomatischen »Gedärme/Gallenblasenabnehmer« das fließbandtechnische Entfernen der Eingeweide perfektioniert: Da hängen die Hähnchen dann nebeneinander, dazwischen immer ihr »Eingeweidepaket«, das am Stück entnommen wurde von der kühlen Maschine. Ein Vorteil ist, dass da kaum jemand hinsehen muss: Mit Nu-Tech lassen sich, so der Prospekt, »bei 3600 Stück pro Stunde bereits zwölf Arbeitskräfte einsparen«. Zu den Kunden von Stork gehört unter anderem der Wesjohann-Konzern, der größte deutsche Geflügelproduzent.

Das Geflügelunwesen ist ein besonders abstoßendes Beispiel für die Nutztierproduktion, und die Puten haben sich dabei am weitesten von der Natur entfernt. So ist es verständlich, dass in der Naturkost-Branche Kritik laut wird und Fälle wie der Bio-Betrüger Franzsander zum Anlass genommen werden, nach Abgrenzung zu rufen. Der westfälische Biobauer Ostendorff plädiert für ein moralisch begründetes Moratorium in der Putenproduktion: »Wir sollten sauber bleiben, bis es neues Futter und neue Rassen gibt.« Die Verbandsoberen sind anderer Auffassung: »Wir brauchen kein Moratorium«, befand Bioland-Boss Thomas Dosch.

Die Putenfrage zeigt: Es herrschen große Unterschiede in der Bio-Branche. Und sie werden umso größer, je größer ihr Marktanteil wird. Auch wenn sich die Branche insgesamt den industriellen Produktionsweisen annähert, halten manche noch gebührenden Abstand. So sehen die Vorschriften der Anbauverbände wie Bioland, Demeter oder Naturland strengere Regeln vor als die EU-Bio-Richtlinie.

Beispielsweise muss bei den Verbänden der ganze Betrieb auf Bio umgestellt sein, die EU erlaubt auch teilweise Bio-Business. Auch muss bei den Verbänden das Futter etwa für Schweine und Geflügel zu mindestens 50 Prozent vom eigenen Betrieb kommen, bei der EU nicht. Demeter, der strengste unter den Verbänden, legt zudem großen Wert auf eigene Erzeugung von

Dünger. Tiere und Pflanzen gehören auf Demeter-Höfen zusammen. Mehr am Tier orientiert sind die Vorschriften eines Verbandes namens Neuland, der 1988 vom Deutschen Tierschutzbund, dem BUND, der Verbraucherinitiative, der Arbeitsgemeinschaft Bäuerliche Landwirtschaft und dem Bundeskongress entwicklungspolitischer Aktionsgruppen gegründet wurde.

Bei Neuland darf ein Schweinemäster maximal 650 Mastplätze haben, beim Geflügel sind es 6000 Hähnchen, 2000 Puten, 2000 Enten, 2000 Gänse. Bei den Legehennen sind maximal 10 000 zulässig. Die Rindviecher (maximal 200 Mutterkühe und 150 Mastplätze) müssen während der Saison auf die Weide zum Grasen – was bei den Bio-Verbänden keineswegs die Regel ist.

Insgesamt fällte das Magazin *Öko-Test* ein positives Urteil: »Obwohl es sich nicht um ein Bio-Siegel handelt, ist Neuland-Fleisch rundherum empfehlenswert.« Der *ÖKO-TEST Ratgeber* 3/2003 lobte Neuland für seine besonders artgerechte Tierhaltung, die gentechnikfreie Fütterung ohne vorbeugende Medikamente und Wachstumsförderer sowie die unabhängigen Kontrollen. Gesamtnote: »sehr gut«.

Nachteil: Die Neuland-Tiere müssen nicht unbedingt Bio-Futter bekommen.

Da haben es die Bio-Viecher wiederum besser. Bei ihnen geht es vielleicht enger zu, aber das Essen ist wenigstens lecker. So gibt es, leider, keinen Verband, bei dem die Tiere so richtig rundum glücklich sein können.

Auch bei den Öko-Profis ist das Tier in erster Linie ein Nutz-Tier, das dem Bauern Gewinn bringen soll. Deshalb achtete der Öko-Lobbyverband bei der EU in Brüssel darauf, dass die Vorschriften nicht allzu streng werden. Bei den Beratungen zur neuen EU-Richtlinie drängten die Öko-Lobbyisten auf realitätsgerechte Regeln, die das Glück der Tiere nicht als oberste Maxime angehen. Dass die Tiere ins Freie dürfen, glücklich auf den Wiesen grasen, sei, so eine Stellungnahme der Öko-Verbände zu den geplanten europäischen Bio-Regeln, »in der Praxis nicht immer durchsetzbar«. Schließlich gebe es, vor allem in Süddeutschland, »Pionierbetriebe des ökologischen Landbaus« mitten im Dorf, bei denen die Tiere das ganze Jahr im Stall stehen müssen. Und da müsse man die Tiere eben auch anbinden: »Es ist nicht sachgerecht, grundsätzlich zu verbieten, dass Tiere in Anbindehaltung stehen.«

Tierische Freiheit und »Fleischerzeugung«, wie das in der Stellungnahme hieß, widersprechen sich offenbar. Bei Rindern, aber auch bei Schweinen sei es die »Ausnahme«, dass die Tiere »in der Fleischerzeugung Auslauf haben«. Die »Auslaufklausel für Masttiere« in den neuen EU-Vorschriften müsse also »gestrichen werden«. Und auch »Ausläufe für Mastgeflügel sind unter unseren Bedingungen praxisfern«.

Mit dem Geflügel meinen es die Ober-Ökos ohnehin nicht besonders gut. Mittlerweile halten Öko-Erzeuger, die Supermärkte beliefern, bis zu 18 000 Puten oder 140 000 Hühner. Als die EU daher vorschlug, in ein »Geflügelhaus« mit 1600 Quadratmetern maximal 4800 Hühner oder 4000 Enten oder 2500 Gänse oder Puten zu stecken, traf sie der Zorn der Lobby: »Detailverliebte Überregulierungen in der ökologischen Geflügelhaltung und Eiererzeugung«, donnerte der Verband der Ökos gen Brüssel, »gehören nicht in eine EU-Verordnung!«

Insbesondere forderte die Öko-Lobby, »keine Maximalgrößen für Geflügelhäuser vorzuschreiben«, »keine maximalen Bestandsgrößen je Stalleinheit für Geflügel vorzuschreiben« und »kein Mindestschlachtalter für Geflügel vorzuschreiben«.

Auch sollten kleinere medizinische Eingriffe wie etwa das Absägen der Hörner oder das Zähnekneifen im Gesetz nicht als »Verstümmelung« bezeichnet werden, sondern als »zootechnische Verfahren«. Überhaupt sollten die EU-Beamten sich von antiquierten Vorstellungen über romantische Bio-Höfe verabschieden: »Betriebe des ökologischen Landbaus sind keine Zoos, auf denen eine Vielzahl von Haustierarten oder -rassen bewundert werden können.« Jenseits dieser donnernden Lobby-Rhetorik gewinnt auch die Debatte innerhalb der Bio-Branche an Dynamik. Öko-Experten kritisieren allzu liberale Verbandsrichtlinien oder ungebremsten Expansionsdrang. Die Zeitschrift *Ökologie & Landbau* berichtete Ende 1997 über Untersuchungen, wonach angebundene Kühe doppelt so häufig an Fruchtbarkeitsstörungen und viermal so oft an Zitzenverletzungen litten wie ihre Artgenossinnen, die sich im Stall frei bewegen durften. Das Fachblatt forderte daher mehr Freiheit für die Öko-Kühe. Schließlich werde in den verschiedenen Öko-Richtlinien »die artgerechte Tierhaltung explizit als Ziel genannt« und als »Vermarktungsargument eingesetzt«. Es sei also angezeigt, dies umzusetzen »und damit letztlich auch Verbrauchererwartungen zu erfüllen«.

Seither hat sich die Situation nicht unbedingt verbessert. Mehrere Studien zur Tiergesundheit auf Öko-Betrieben signalisierten Handlungsbedarf. »Eine gute Tiergesundheit ist auch im Ökologischen Landbau nicht selbstverständlich«, konstatierte der Bund Ökologische Lebensmittelwirtschaft. So führe »der auch im Bio-Landbau wachsende Preisdruck tendenziell zu Intensivierung der Produktion, die Gesundheits- und Fruchtbarkeitsstörungen der Tiere nach sich ziehen kann«.

Anders als der deutsche Öko-Dachverband fordert die britische Soil Association, den Expansionsdrang der Bio-Betriebe europaweit strenger zu begrenzen. Der EU-Vorschlag, bei Geflügel 4000 Tiere pro Hektar zuzulassen, sei viel zu großzügig. 1000 Tiere seien das Maximum, um ökologische Glaubwürdigkeit zu bewahren. »Es ist ehrlicher, an unseren Prinzipien festzuhalten und dem Verbraucher zu sagen, dass echte Öko-Erzeugnisse eben erheblich teurer sein müssen«, meint Patrick Holden, Direktor bei Soil Association. Viele Verbraucher seien bereit, den angemessenen Aufpreis zu bezahlen für wirkliches Bio-Geflügel: »Das würde uns erlauben, auch mit höheren Standards wirtschaftlich zu arbeiten«, glaubt der Brite. Die Hühner würden sich freuen, denn sie nutzen eher die Freiheit zum Ausgang, wenn sie in kleineren Gruppen leben: Britischen Untersuchungen zufolge nutzen in Hühnerställen mit 1000 bis 4000 Tieren nur 10 bis 15 Prozent den angebotenen Auslauf, in kleinen Gruppen mit unter 500 Hennen streben hingegen 90 Prozent zwischendurch mal ins Freie.

Die Debatte wird wohl an Schärfe zunehmen und auch von den Medien zunehmend kritisch beobachtet. Denn die Öko-Betriebe sind in einer verzwickten Lage: Einerseits sind sie Hoffnungsträger für eine verträgliche Lebensmittelerzeugung, andererseits produzieren sie nicht im siebten Öko-Himmel, sondern hienieden und stehen in Konkurrenz zu den Billig-Erzeugern. Spätestens seit dem Eintritt der Discounter ins Billig-Bio-Business ist die Bewegung unter Druck.

Noch ist offen, ob sich die Bio-Bewegung mit hochwertigen, auch teuren Produkten und hohen ökologischen Standards behaupten kann, oder ob ihre Qualitäts-Standards untergehen: im Preiskampf der Supermarktketten, in den Hightech-Küchen der Lebensmittelkonzerne, im Big Business der globalen Agro-Industrie. In der Branche formiert sich eine Front von Fundamentalisten, die gegen die Verwässerung der Prinzipien kämpfen. »Es hat doch wenig Sinn, von Ökologie zu reden, wenn ich die Erzeugnisse quer durch die Republik oder um den Erdball karre«, wetterte zum Beispiel Karl Biehler, Biobauer aus dem Südbadischen. Er war einer der Vorkämpfer. Er bekam für seinen Weizen immer weniger Geld.

Der Grund: Die Mühlen im Südbadischen hatten plötzlich in großen Mengen Korn aus dem Osten Deutschlands und anderen osteuropäischen Ländern. Denn die Bio-Welle hat auch Länder wie Polen, Rumänien oder Estland, Lettland und Litauen erfasst. Biobauer Biehler ist ein streitbarer Kopf. Er nahm den Kampf auf gegen die neue Konkurrenz. Der Mann, der aus Bundeswehrzeiten noch eine Fallschirmspringer-Tätowierung am rechten Unterarm trägt, hat seinen Durchsetzungswillen schon öfter unter Beweis gestellt: Nach dem Hauptschulabschluss und der Lehre als Landwirt begab er sich, weil er die mühsame Arbeit auf dem elterlichen Hof hasste, auf den zweiten Bildungsweg, er holte das Abitur nach, studierte Jura. Irgendwann musste er, weil sein Bruder starb, die Landwirtschaft übernehmen. Er stellte auf Bio um und engagierte sich im Naturland-Verband. Im Streit über die Geschäftspolitik und den Umgang mit Großkunden wie Metro stieg er wieder aus.

Und er gründete seinen eigenen Verband, den ÖkoBund. Wichtigste Regel: Die Mitglieder dürfen ihre Erzeugnisse nur strikt regional verkaufen, im Umkreis von 50 Kilometern. Es erfordert allerdings eine gewisse Charakterstärke, um das regionale Prinzip durchzuhalten: Bauer Biehler nämlich hatte mit seinem Projekt überraschenden Erfolg, fand alsbald mehrere Mitstreiter und auch Mühlen, die sein Korn abnehmen, sowie eine mittelgroße Bäckerei-Filialkette. Binnen kurzem hette sich sein Erfolg herumgesprochen, es flatterten Angebote von möglichen Lieferanten ins Haus – unter anderem aus dem Osten. Die aber, versicherte Biehler, wolle er »natürlich nicht annehmen«.

Der Fluch des Erfolges führt immer öfter dazu, dass sich Rivalen beim Überschreiten der Reviergrenzen ins Gehege kommen. So erlebte vor einigen Jahren eine kleine Brauerei auf der Schwäbischen Alb einen erfreulichen Absatz-Zuwachs mit ihren Bio-Bieren. Lamm-Bräu heißt das Unternehmen, das in der Nähe von Sigmaringen ein paar tausend Hektoliter erzeugt jedes Jahr. Der Öko-Aufschwung auf der Alb sprach sich herum, bis in die ferne Oberpfalz.

Dort sitzt die Firma Neumarkter Lammsbräu. Deren Chef, Dr. Franz Ehrnsperger, ist ein berühmter Mann, er war einer der Ersten im Öko-Markt. Sein Ruf hallt bis nach Amerika, weswegen ihn die UNO sogar nach New York holte, damit er dort einen Vortrag über Umweltmanagement halte. Sein Motto ist ein sehr ökologisches, wie die *Neumarkter Nachrichten* berichteten: »Aus der Region, für die Region.« Denn bei Transporten von mehr als 250 Kilometer stimme die Ökobilanz nicht mehr. »Wir wollen regional bleiben und nicht unser Bier transportieren, sondern unser Know-how«, sagte Dr. Franz Ehrnsperger dem Heimatblatt.

Nun ist das Neumarkter Lammsbräu aber in Läden zwischen Hamburg und Konstanz zu haben, sogar in der Schweiz und in England, und auf Branchentreffen wie der »BioFach«-Messe in Frankfurt präsentiert sich die Brauerei gar einem weltweiten Publikum. Kein Wunder, dass sich die Neumarkter durch das Treiben der Brauer von der Schwäbischen Alb gestört fühlten. Und so bekamen die Schwaben alsbald Post aus der Oberpfalz, auch unfreundliche Anwaltsschreiben. Der Neumarkter Öko-Riese machte »Verwechslungsgefahr« geltend, wegen der »Übereinstimmung des Klang- und Wortbildes« beider Namen, und forderte die Schwaben auf, »ihr Produkt mit der Bezeichnung Lamm-Bräu nur in einem Umkreis von 10 km um Sigmaringen herum zu vertreiben«.

Der Lamm-Bräu-Chef Rolf Goetz schrieb freundlich zurück: »Eine Verwechslung seitens der Kundschaft kann ich mir eigentlich nicht vorstellen«, immerhin existiere seine Brauerei seit 1709 und liefere das Bier heute vor allem an die Hofläden der Bauern in der Umgebung und ein paar Bioläden in der Region. Außerdem gebe es Lamm-Brauereien allüberall, beispielsweise in Eltmann, Wiesensteig, Gingen, Sindelfingen, Burgau, Mindelheim, Untertheres, Gruibingen, Rietheim-Weilheim und Strullendorf.

Den Verweis auf die allgegenwärtigen Lamm-Brauer mochten die Oberpfälzer nicht akzeptieren. Wegen der fortgesetzten Versuche der Schwaben, »in den Kundenkreis der Klägerin einzudringen« (Neumarkter Schriftsatz), kam der Kasus nach Stuttgart vor den Kadi. Das Landgericht entschied zugunsten der Kleinen: Der Verwechslungsvorwurf sei »unbegründet«. Jetzt geben die Schwaben auf dem Etikett eben ihren Heimatort an.

Die Expansion erfolgreicher Bio-Anbieter hat bisweilen auch zur Folge, dass der Umweltgedanke ein bisschen zu kurz kommt. So kippen immer mehr Bio-Molkereien ihre Milch in die bei Industrie-Molkereien wohlfeilen Tetra-Pak-Behältnisse. Der bundesweit tätige Öko-Filialist »Dennree« beispielsweise packt gern Demeter-Milch in die Ex-und-Hopp-Dinger aus Plastik und Pappe. Als die *Stuttgarter Zeitung* erstaunt in der »Dennree«-Zentrale nachfragte, gab die Einkaufsleiterin eine überraschende Begründung: »Der Wunsch nach den Einweg-Verpackungen kam aus den Reihen der Kunden. Und wir stellen uns auf das ein, was die Kunden wollen.« Merkwürdigerweise berichtete die Filialleiterin vor Ort von ganz anderen Beobachtungen: »Da gab es sehr negative Kommentare von den Kunden, die meinten: Das lässt sich nicht mit Naturkost vereinen.« Die Kundschaft, namentlich in den Naturkost-Fachgeschäften, zeigt sich zunehmend problembewusst und informiert.

So forderte in der Kundenzeitschrift *Schrot & Korn*, gewissermaßen die *Bäckerblume* der Müsliläden, der Naturkost-Käufer Werner Morgenthaler aus Fürth: »Wir brauchen dringend die ganzheitliche Denkweise bezüglich der Ökologie unserer Lebensmittel.« Leserin Lena Mailin Strehlow aus Göttingen beschwerte sich über den Vormarsch von Tetra Pak, dem »Umweltfeind schlechthin«, und die Borniertheit der Bio-Branche, die vor lauter Konzentration auf die chemiefreie Ackerpflege »andere, ebenso wichtige Aspekte liebend gern vergessen« würde.

Zumindest das Regionalprinzip gewinnt mancherorts an Bedeutung, viele Bio-Erzeuger setzen auf den Absatz in der Region. Die Regionalisten stoßen in der expansiven Branche bisweilen auf Widerstand. Dem südbadischen Regional-Rebellen Biehler blieb, trotz der Erfolge seines regionalen Konzepts, die Anerkennung der Öko-Gemeinde versagt. Er erlebte gar »viel Ablehnung und Aggression«, sagte Biehler. Biehlers Regionalismus gilt manch etablierten Öko-Funktionären als vorgestrig. So schrieb nach der Gründung des ÖkoBundes der Südwest-Chef des Naturland-Verbandes, Hans Holland, im Fachblatt *Bauernstimme,* dass »auch im Bio-Bereich überregionaler Austausch notwendig ist, um kontinuierlich den Markt bedienen zu können«. Daran werde »auch der ÖkoBund nicht vorbeikommen, wenn er nicht« auf dem Stand eines lokalen Erzeugerzusammenschlusses verharren will«.

So verändert sich auch das Klima in der Bio-Bewegung. Einst war sie geeint durch gemeinsame Ziele und die Notwendigkeit, sich gegen Betonköpfigkeit in den Bauernverbänden, Ministerien und bei Großabnehmern durchzusetzen. Jetzt wächst Zwietracht und Missgunst. Die einen wollen die idealistischen Ziele beibehalten, naturreine Naturkost verkaufen, die anderen wollen professionalisieren – bis hin zum Öko-Fastfood.

Der Bio-Pionier Hardy Vogtmann, jener, der den britischen Prinzen Charles einmal durch hessische Bio-Betriebe geführt hatte, muss die nachwachsenden Generationen deshalb immer wieder einmal an die Motive erinnern, mit denen die Bewegung ursprünglich angetreten ist.

Bei der ersten Sitzung der neu gegründeten IFOAM 1977 im schweizerischen Sissach, so Vogtmann in einem Aufsatz, seien sich die Öko-Förderer aus aller Welt einig gewesen, dass sie »eine Alternative zum zeitgenössischen landwirtschaftlichen Dogma« entwickeln wollten. Damals wollten sich die Öko-Avantgardisten nicht auf technische Fragen des naturgerechten Ackerbaus und tierfreundlicher Viehzucht beschränken, sondern gleichermaßen übergeordnete Strategien anstreben, »damit unser Planet erhalten werden kann«.

Mit den landwirtschaftlichen Techniken habe die Bio-Bewegung rund um den Globus gute Fortschritte gemacht. In »weniger guter Verfassung« hingegen sei ein »fundamentaler Unterbau« für die internationale Bio-Bewegung, auch fehlten »Konzepte und Visionen« zur Bewahrung der natürlichen Umwelt, Perspektiven für eine »gerechtere, gesündere und erhaltenswerte Welt«.

Die von der IFOAM herausgegebenen »Basis-Richtlinien« für ökologische Landwirtschaft und Verarbeitung spiegeln diese hohen Ziele wider: Sie wollen »alle Formen von Umweltverschmutzung, die von der Landwirtschaft ausgehen können, minimieren«. Sie fordern, »die weitergehenden gesellschaftlichen und ökologischen Auswirkungen der Landwirtschaft zu beachten«. Und sie streben sogar an, ganz global, »jedem, der in der ökologischen Erzeugung und Verarbeitung tätig ist, eine Lebensqualität zu ermöglichen, die der UN-Menschenrechtscharta entspricht, ihre Grundbedürfnisse zu decken und ein angemessenes Entgelt sowie Befriedigung aus ihrer Arbeit zu ziehen, einschließlich einer sicheren Arbeitsumgebung«. Hehre Ziele: »Unglücklicherweise hat die Bio-Bewegung das meiste davon vergessen.« So fehle auch, meint Vogtmann, eine konsensfähige ideologische Basis, um die Zumutungen der Nahrungsmittelindustrie und die Forderungen der großen Handelsketten zurückzuweisen. »Eine ökologische

Landwirtschaft, wie wir sie verstehen«, so Vogtmann und seine Mitstreiter, »widerspricht sehr deutlich vielem, was heute unter diesem Namen verkauft wird. Etwa die Tendenz, Öko-Produkte für den Export zu erzeugen statt für den lokalen Verbrauch. Oder das hohe Niveau der industriellen Verarbeitung und Verpackung von Öko-Produkten. Die energieverschlingenden Strecken und Entfernungen, die solche Nahrungsmittel zurücklegen, wenn etwa die Rohmaterialien aus der Karibik und Afrika antransportiert werden, um in Belgien weiter bearbeitet und verpackt und schließlich in England verkauft zu werden. Und schließlich die Verarbeitungs-Normen in der EU-Öko-Richtlinie, die rund 36 Zusätze erlaubt und die Verwendung von gentechnisch manipulierten Organismen.«

Die »Öko-Industrie«, monieren Vogtmann und seine Gesinnungsfreunde, sei dabei, »zunehmend Form und Charakter der Mainstream-Lebensmittelindustrie nachzuahmen«. So stehe die Öko-Branche an einem Scheideweg. Die »Schizophrenie unserer Bewegung«, die der Kritiker ausgemacht hat, liegt zwischen Anpassung an die Geschäftswelt und der Beibehaltung des Bio-Profils. Entweder könne man versuchen, die globale Wirtschaft zu »begrünen«, oder man könne teilnehmen an jener weltweiten Bewegung, die sich der Schonung der Ressourcen verschrieben hat, dem Schutz des Klimas, dem pfleglichen Umgang mit dem Planeten, kurz dem, was in der Sprache der internationalen Welt-Schützer »Nachhaltigkeit« heißt: nachhaltige Entwicklung, nachhaltige Landwirtschaft. Doch der Öko-Industrie scheint im Eifer des Aufschwungs der Blick fürs große Ganze verloren gegangen zu sein. Neuerdings schauen viele der Öko-Produzenten schon mal ins Lebensmittel-Labor, um supermarktgerechte Joghurts zu entwickeln. Denn eine starke Fraktion, meint Kritiker Vogtmann, sehe vor allem in nahrungsmitteltechnischen Neuerungen das Heil der Öko-Zukunft. Motto: »Die Bio-Bewegung ist erst dann erfolgreich, wenn ein ökologischer Mars-Riegel auf dem Markt ist.«

Eine prophetische Bemerkung: Die Riegel der Ökos heißen zwar nicht Mars, aber sie breiten sich zügig aus und symbolisieren die Anpassung des Öko-Angebots an die Erzeugnisse der konventionellen Nahrungsindustrie.

Sogar McDonald's macht in Öko. Das kann doch nicht wahr sein – oder?

8. Krumme Früchte
Das große Bio-Business

Ein Bio-Hof mit 140 000 Hühnern | Die Abschaffung der Jahreszeiten: Öko-Äpfel aus Argentinien | McDonald's macht auf Öko | Seltsame Welt: Der Kunde will mehr zahlen, und keiner nimmt das Geld | Öko aus dem Supermarkt und die Gesetze des Food-Handels

Die Plantage sieht auf den ersten Blick nicht aus wie eine jener kleinen Bio-Kooperativen, die der aufgeklärte Drittweltfreund gern unterstützt. Hier sieht er: Palmen, Palmen, Palmen, so weit das Auge reicht. Und Straßen dazwischen, 500 Kilometer insgesamt. Eine eigene Schule gehört zu dem Unternehmen, eine eigene Krankenstation, ein eigener Binnenhafen. Und zwei Ölmühlen, die 72 Tonnen Früchte samt Blättern verarbeiten – pro Stunde, für Speiseöl, Margarine, Schokolade, Speiseeis.

Die Firma Agropalma, ein Unternehmen der Companhia Real Agroindustrial, betreibt im brasilianischen Amazonasgebiet diese riesige Plantage mit insgesamt 16 000 Hektar – davon anfangs 500 Hektar biologisch, später 1000 Hektar. »Wir wollen das in einem großen Rahmen aufziehen«, sagt der Geschäftsführer. Geldgeber sei die Banco Real, drittgrößte Privatbank in Brasilien. Insgesamt 100 Millionen Dollar will die Bank in Bio investieren.

Nun passt eine Plantage dieses Ausmaßes, mitten im Amazonas-Regenwald eine gigantische Monokultur, weder ins Bild der kleinen, heilen Bio-Welt noch ins deutsche Regelwerk. Dort wird, wie auf manchen italienischen Reisfarmen, nur ein Teil der Produktion nach biologischen Kriterien angebaut. Auch wenn der Chef versichert, alles werde »ganz separat« verarbeitet: In Deutschland wäre das verboten. Doch die Plantage hat ein offizielles Bio-Siegel, verliehen von brasilianischen Prüfern vom Organico Instituto Biodinamico. Dieses Institut ist akkreditiert beim IFOAM, der International Federation of Organic Agriculture Movements, dem Weltverband der Bio-Bewegung. Das sei dann alles okay, wenn das von IFOAM anerkannt ist, sagt der IFOAM-Funktionär aus den USA. Er selbst könne dies natürlich nicht überprüfen; das sei Aufgabe der brasilianischen IFOAM-Kollegen.

Das IFOAM prüfe nur die lokalen Lizenzgeber wie jenes Organico Instituto Biodinamico.

Argwöhnische Naturen mögen zu Misstrauen neigen gegenüber Kontrolleuren in Ländern, die für ihre Lässigkeit und Liberalität berühmt sind. Andererseits erscheint doch als Fortschritt, wenn brasilianische Privatbanken und Agro-Industrielle in die Bio-Gemeinde eintreten. Dem Boden, der Luft, dem Wasser kann es nur nutzen.

Natürlich ist es gut, wenn überall auf der Welt das Gift reduziert wird, wenn weniger Kunstdünger verstreut wird. Es ist gut fürs Klima, und vermutlich auch besser für Mensch und Tier. Natürlich ist es prima, wenn Brasilianer und Indonesier und Argentinier ihre Heimat schonen und nur noch Bio produzieren.

Jedoch: Manche Öko-Freunde sind skeptisch. Muss denn, fragen sie, all das Obst und Gemüse von dort nach hier transportiert werden?

Da gibt es dann in einem Supermarkt am Bodensee, der ganz normale, konventionelle Äpfel aus der Region verkauft, die Bio-Äpfel aus Argentinien. Und Rewe verkauft mitten im Sommer, wenn selbst in Deutschland Paprika wachsen, Paprika (Marke »ÖKO RAMIRO ROT«) aus Israel. Das Argument in solchen Fällen lautet stets: Tut uns leid, die Ware war in den erforderlichen Mengen aus der Region nicht zu beschaffen.

So müssen sich die Bio-Ideale mehr und mehr den Gesetzen des (Super-)Marktes anpassen.

Bio wird Big Business. Das kann nicht ohne Folgen bleiben.

Beispiel Banane. Die Banane ist die Industrie-Frucht schlechthin, Symbol für Massenproduktion und Massenverzehr. Sie wächst hemmungslos, hat immer Saison und bevorzugt zudem praktischerweise Niedriglohnländer. Natürlich wollen sich die Bananen-Multis das Bio-Geschäft nicht entgehen lassen.

Nun sind andererseits gerade diese Konzerne nicht gerade prädestiniert für Bio oder gar fairen Handel. Die Lieferanten der krummen Frucht fielen in ihrer Geschichte auch nicht gerade durch Sanftmut und Menschenfreundlichkeit auf. Das Bananen-System war eher ein Gewalt-System.

Die Chiquita-Vorläuferin United Fruit Company, 1899 gegründet, hat mit der Banane ein Modell geschaffen fürs Agro-Business unter Drittweltbedingungen – und mit der sogenannten Bananenrepublik gleich ein Gesellschaftsmodell dazu. Sie hat die Kontrolle über den gesamten Herstellungs- und Vermarktungsprozess übernommen, mit eigenen Plantagen, eigenen Eisenbahnen, Reedereien, Hafenanlagen, Vertriebsorganisationen. Glücklicherweise ging der technische Fortschritt mit der Karriere der Banane Hand in Hand: Weil die ersten Eisenbahnen dort kurz zuvor gebaut worden waren, konnten die Früchte flott in den Hafen gelangen. Dank der Einführung von Kühlschiffen konnte unterwegs die Reifung angehalten und die Banane punktgenau vor Eintreffen im Supermarkt goldgelb fertig gereift werden. Die Chiquita mit ihrer Norm-Länge von 20 Zentimetern, gemessen an der Außenkurve, und dem 3-Zentimeter-Querschnitt in der Mitte wurde zur ersten Markenbanane. Die anderen zogen nach: Dole von Standard Fruit, Del Monte von dem gleichnamigen Fruchtkonzern, die Onkel Tuca von deutschen Importeuren.

Dank ihrer Prominenz erfuhr die Banane allerdings auch besondere Aufmerksamkeit. Es wurde bekannt, dass die Bedingungen, unter denen sie angebaut wurde, nicht immer ganz dem sauberen, goldgelben Image der Frucht entsprachen: Die Plantagen wurden als »grüne Hölle« diffamiert, in der Flugzeuge einen feinen Regen aus verschiedenen Giften versprühten. Allein in Costa Rica, wo auf 52 000 Hektar 2 Millionen Tonnen Bananen wachsen, gehen 200 Kilogramm Schädlingsbekämpfungsmittel auf jeden Quadratkilometer nieder, gegen Pilze, gegen Unkräuter – und gegen Plantagenarbeiter. Die Pflanzengifte zerstörten auch die Spermien der Malocher, 8000 wurden schon unfruchtbar. Und wenn Bananenarbeiter noch Kinder bekommen können, hat auch dies mitunter tragische Folgen. Anfang 1998 klagte Omar Gonzales, Klinikdirektor im honduranischen Olanchito, dass in seinem Krankenhaus neun von 1000 Neugeborenen ohne Gehirn zur Welt kämen – weil Standard Fruit auf den Bananenplantagen »Tag und Nacht« Pestizide versprühe – was die Firma allerdings als »unverantwortliche Behauptung« zurückwies.

Das klingt alles nicht sehr erfreulich. Weil aber die Banane von Haus aus schön ist und die Lieblingsfrucht der Deutschen, kommen den Konzernen derlei unschöne Informationen ungelegen. Und Chiquita, der Marktführer, reagierte: Der Bananen-Multi liefere jetzt »Öko-Bananen für Deutschland«, meldete schon im Oktober 1995 die Tageszeitung *Die Welt*. »Wir wollen, dass das weltberühmte blaue Chiquita-Etikett nicht nur ein Symbol für ein qualitativ hervorragendes Produkt, sondern auch für unsere Führerschaft im Umweltschutz ist«, verkündete vollmundig Mike O'Brien, Chiquitas Vizepräsident für Europa. Die »Öko-Frucht von Chiquita« *(Die Welt)* erhalte sogar ein Gütesiegel der Naturschutzorganisation »Rainforest Alliance«, das »ECO-O.K.«-Zertifikat.

Der umweltschützerische Vorstoß des Fruchtmultis hatte nur einen kleinen Nachteil: Mit ökologischen Prinzipien hat das Chiquita-Projekt nichts zu tun. Das musste auch Chiquita Deutschland einräumen. Als deutsche Öko-Verbände gegen das Pseudo-Label von Chiquita protestiert hatten, ruderte der Konzern sofort zurück und gab gegenüber den Anwälten der Öko-Verbände eine Unterlassungserklärung ab: »Chiquita Bananen werden nicht das ,ECO-O.K-Label' tragen. Es ist auch nicht geplant, dies in Zukunft zu tun«, versicherte Chiquita Deutschland kurz vor Weihnachten 1995. Für die Geschichte in der *Welt* trage Chiquita allerdings »keinerlei Verantwortung«.

Nun kennen sich die Verbraucher mit den Feinheiten der Öko-Gesetzgebung nicht so genau aus. Sie wollen einfach, dass die Umwelt geschützt wird. Chiquita weiß das, und warb deshalb weiterhin mit seiner umweltschützerischen Gesinnung, zusammen mit Händlern aus der Supermarkt-Branche: »Wir von Marktkauf verkaufen Chiquita. Der Umwelt zuliebe!«, verkündeten große Anzeigen. Und die *Frankfurter Allgemeine Zeitung* meldete: »Chiquita-Bananen tragen jetzt ein Umweltzertifikat.« Das Zertifikat werde wieder von der Rainforest Alliance verliehen, wegen der »umweltfreundlichen Produktion« auf immer mehr Chiquita-Plantagen, sagte Chiquita-Deutschland-Manager Gert Brandes.

Damit auch wirklich alle von den Wohltaten des Bananen-Konzerns erfahren, startete Chiquita zudem im Herbst 1998 eine neue Werbekampagne, in der auch auf die arbeiterfreundliche Praxis in den Chiquita-Plantagen nachdrücklich hingewiesen wurde: »Fairer Handel«, bislang vor allem von kirchlichen und anderen Drittwelt-Organisationen praktiziert, sei fortan auch Chiquitas Maxime. Dieses »Better Banana«-Projekt sei ebenfalls von unabhängigen Gruppen wie der »Rainforest Alliance« kontrolliert und zertifiziert. Ein schönes Projekt, ein schöner Name, schön auch, dass sich Chiquita jetzt sowohl um die Umwelt als auch um die Lebensbedingungen der Plantagenarbeiter sorgt.

Schade nur, dass auch dieses Projekt wieder den Eindruck von Schönfärberei erweckt. Denn mit Öko-Produktion hat es immer noch nichts zu tun: »Wir sind nicht ökologisch«, räumt der für Chiquita zuständige New Yorker Rainforest-Alliance-Repräsentant Eric Holst ein. Selbst die Vokabel »umweltfreundlich« will er für das Projekt nicht verwenden, weil die Chiquita-Plantagen auch weiterhin Gift und andere Agro-Chemikalien verwenden und deshalb nach europäischen Öko-Standards nicht als Bio-Betriebe gelten können. Auch die Sorge um das Wohl der Arbeiter bewegt sich in engen Grenzen: Die Statuten der »Better Banana«-Bewegung schreiben unter anderem lediglich vor, dass die Arbeiter den »gesetzlichen Mindestlohn« des jeweiligen Landes erhalten und die »lokalen Arbeitsgesetze« in den Anbauländern eingehalten werden.

Konstatierte das österreichische Verbraucherportal Konsument.at im Jahr 2005: »Nicht bio, nicht fair, aber soziale und ökologische Mindeststandards werden eingehalten: Chiquita mit Zertifikat.«

Die Rainforest Alliance gilt als industrienahes Zertifizierungsunternehmen, das gegen Bezahlung begehrte Label verteilt, mit denen die Produkte »fair« und »öko« erscheinen – ohne allzu strenge Anforderungen zu stellen. Große Food-Multis lieben offenbar die Rainforest Alliance. Kraft Foods ließ zum Beispiel Jacobs Kaffee zertifizieren und warb dann, zum Beispiel im Lufthansa-Vielfliegermagazin (»Kaffee nachhaltig genießen«).

Als im März 2008 der Hamburgerriese McDonald's ankündigte, fortan diesen fairen Kaffee anzubieten, von der Rainforest Alliance zertifiziert, konterte Claudia Brück von Transfair, der etablierten und weithin anerkannten Pionier-Instanz für fairen Handel: »Das steht weder für Bio noch für faires Wirtschaften«. Eine Studie von 2005 hatte ergeben, dass Rainforest-Alliance-Bauern 20 Prozent weniger Lohn bekommen als Transfair-Bauern. Zudem gibt es das Rainforest-Siegel schon, wenn nur 30 Prozent der Inhaltsstoffe von zertifizierten Betrieben stammen – bei Transfair müssen es 100 Prozent sein.

Der Fall zeigt, dass Öko-Reklame bisweilen mit Vorsicht zu genießen ist, zumal wenn sie von großen, global operierenden Konzernen kommt. Die Möglichkeiten für die Konsumenten, mal eben in Costa Rica Chiquitas Umgang mit der Giftspritze zu kontrollieren, sind dabei naturgemäß begrenzt. Die Gefahr, dass die Werbestrategen die auftraggebenden Multis ein bisschen übertrieben grün einfärben, liegt daher nahe. Und je weiter weg die globalen Bio-Erzeuger produzieren, desto schwieriger wird es mit Vertrauen und Kontrolle. Ganz abgesehen von der ökologischen Fragwürdigkeit der langen Transporte.

Die Supermärkte sind offenbar weltweit auf dem Öko-Trip. In Deutschland verkaufen mittlerweile alle großen Ketten auch Öko-Produkte, Migros und Coop versorgen die Schweiz, Tesco und Sainsbury vertreiben »organic food« in Großbritannien. Super Brugsen in Dänemark, KF in Schweden, Albert Hejin in den Niederlanden. In Österreich sind die Marktführer Billa, Spar und Meinl zu Bio-Händlern geworden: »Die Leut' sind ganz deppert drauf«, freute sich Karl Wlaschek, der vormalige Billa-Besitzer, nach der Öko-Markteinführung. Auch in Dänemark und in Finnland, ja sogar in Island: In der dortigen Hauptstadt Reykjavik gibt es Gurken und Tomaten aus isländischen Gewächshäusern, Lamm, Rindfleisch und Eier – alles »Bio«. In Dänemark werden schon 90 Prozent der ökologischen Erzeugnisse in Supermärkten verkauft. Die »Großen im Handel«, so meldete die *Lebensmittelzeitung* im Herbst 2001, zielen mit Bio »auf den Massenmarkt«.

»Kunden nehmen Preisaufschlag hin«, titelte das Blatt im Februar 2008, und berichtete über eine Studie der Unternehmensberatung CC&C zu Verbrauchererwartungen: »59,2 Prozent der Kunden freuen sich, wenn Bio-Lebensmittel regionaler Herkunft sind, und 23,6 Prozent setzen das sogar voraus.« Eine starke Mehrheit also für Bio aus der Heimat. Jedoch ist es einer starken Minderheit auch schnurz: So »akzeptieren es 43,8 Prozent, wenn ihre Ware nicht aus Deutschland kommt«.

Je alltäglicher Bio wird, desto normaler werden die Lieferketten, die Herstellungsweisen, die Einstellungen der Beteiligten. Es sind nicht mehr die Überzeugungstäter, die das Grünzeug liefern, es sind ganz normale professionelle Unternehmen. Manche sind allgegenwärtig in den großen Supermärkten, doch kein Kunde kennt ihre Namen, etwa »Lehmann Natur«, ein Öko-Händler mit weltweiten Verbindungen, der die großen Supermarktketten beliefert.

Es ist natürlich erfreulich, wenn die milliardenschweren Herren der Supermärkte ihr Herz für die Natur und das Gesunde entdeckt haben und dafür auch noch kräftig Werbung machen. Doch Supermärkte brauchen Massenware, und die auch noch möglichst billig. Supermärkte brauchen

Waren, die lange halten – da sind feine frische Himbeeren und Erdbeeren nicht ideal. Supermärkte lieben eher Tiefkühlpizza und Tütensuppen – die können lange liegen. Wenn die Supermarktketten also in Bio machen, könnte das weitreichende Auswirkungen haben. Wenn die großen Handelsketten ihre Öko-Sortimente ausbauen, meinte die *Lebensmittelzeitung* im Oktober 2001, verändere dies den Markt und stelle »bisherige Definitionen von ökologischer Qualität in Frage«.

Dadurch wächst in der Bio-Bewegung auch die Kritik. Denn wer sich mit den mächtigen Handelsketten einlässt, unterwirft sich deren Logik. Unbarmherziger Preisdruck droht, Anpassung bei der Verpackung. »Man muss die Spielregeln des Marktes beherrschen«, sagt der Szenekenner Nicolaus von Löbbecke, der seit Jahren in der Branche tätig ist. »Sie müssen fähig sein, dreimal in der Woche jedes Lager und jeden Laden zu erreichen, ob Karstadt in München oder einen Spar-Markt in Flensburg.« Wenn Edeka morgen 10 Tonnen Möhren möchte, müssen 10 Tonnen da sein. Leider sind Möhren nicht tonnenweise dann reif, wenn Edeka sie haben möchte. Auch produziert ein Apfelbaum nicht beliebige Mengen. Nach der Ernte ist der Baum erst mal leer. Doch derlei natürliche Gegebenheiten interessieren einen Handelskonzern nicht: »Wenn ich keine Äpfel von meinem kleinen Apfelbaum mehr habe, muss ich halt Äpfel aus Argentinien, den USA oder sonst wo liefern«, sagt sein Bruder Konstantin von Löbbecke. »Dass es mal aus ist, das gibt es nicht im konventionellen Handel. Wer verkündet: Äpfel leider alle, der hat schon verloren.«

Nun will sicher niemand zurück zum vorkolonialen Speisenangebot. Selbst der härteste Öko-Fundi akzeptiert, dass Kaffee, Kakao, auch Bananen die Genusspalette des Mitteleuropäers bereichern. Doch just zu einer Zeit, da unter aufgeklärten Konsumenten die Kritik an überflüssigen Lebensmitteltransporten zunimmt, Naturschutzverbände mobil machen gegen die luftverpestenden Importe und selbst Spitzenköche den Genuss von Regionalem propagieren, wird immer mehr Öko-Ware um den Globus gekarrt.

Die Abschaffung der Jahreszeiten durch die Handelsketten bringt die kleinen Naturkostläden in Zugzwang: »Der Öko will nicht den ganzen Winter Kohl und Sellerie essen«, sagt eine Bioladen-Besitzerin in Berlin, »der Öko will auch im Winter seine Salatgurke«. Die wird dann eben aus Ägypten eingeflogen. Nun könnte der Öko im Winter prima Wirsing essen oder tollen Rosenkohl, der, mit Trüffeln geadelt, supergut schmeckt – und auch noch voll vegetarisch ist. Wundersamerweise will aber der »Öko« die Sachen immer dann, wenn es sie von Natur aus nicht gibt.

Der Öko will auch Fenchel, rund ums Jahr. Behaupten diejenigen, die Fenchel verkaufen. Die Firma »Dennree« beispielsweise, der Marktführer in der Naturkost-Branche. So schrieb Dennree-Mitarbeiter Peter Rudolph im Hochglanzprospekt seines Hauses: »Nehmen wir das Beispiel Fenchel. Würden wir ausschließlich deutschen Fenchel anbieten, so wären wir nur von Juni bis Oktober lieferfähig. Unsere Kunden möchten aber während des gesamten Jahres Fenchel.« Und so karren die Dennree-Einkäufer den Fenchel eben aus dem Ausland heran, per Lastwagen in aller Regel (nur selten gibt es Ausnahmen, wie während eines Streiks französischer Lkw-Fahrer; damals, so berichtet der zuständige Manager im Dennree-Prospekt, musste er »den Transport der Ware per Bahn organisieren«). Natürlich ist das alles unökologisch. Das ist sogar exakt in Zahlen nachzuweisen. So hat Greenpeace Schweiz in einer Studie nachgewiesen, wie viel Energie es verschlingt, wenn Nahrungsmittel aus entfernten Weltgegenden herangekarrt werden: wie viele Kilometer ein Lastwagen fährt, wie viel Diesel er braucht, wie weit ein Schiff schippern muss oder ein Jet fliegen, um all das heranzuschaffen, was es hierzulande auch gibt, nur ein paar Wochen später. Ein Kilo Bohnen beispielsweise. Wenn das aus Ägypten gebracht wird, braucht man dafür eine Energiemenge, die 1,08 Litern Dieselöl entspricht. Dieses eine Kilo Bohnen aus Ägypten verpestet daher die Luft mit 3,2 Kilo Kohlendioxid (CO_2). Bei Bohnen aus der Heimat wären es nur 0,25 Kilo Kohlendioxid. Um 1 Kilo Erdbeeren aus Israel herbeizuschaffen, sind, einer anderen Studie zufolge, 1,3 Liter Kerosin nötig. Und Weine aus der Neuen Welt, auch in öko erhältlich, verschlingen auf dem Transport bis zu 54-mal so viel Energie wie europäische Tropfen.

Energie kostet es natürlich auch, wenn Bio-Sachen im Inland herumgekarrt werden. Oft verschlingt der Transport sogar mehr als die Herstellung. Der Agrarwissenschaftler Martin Fuchs hat ausgerechnet, dass für die Erzeugung von 500 Gramm Bio-Joghurt auf einem Hof im niedersächsischen Kreis Lüchow-Dannenberg exakt 669,769 Kilojoule an Energie erforderlich sind. Das beginnt mit der Kuh, die Energie in Form von Gras oder Kraftfutter verschlingt, Energie braucht auch die Lampe im Stall, die Melkanlage. Viel mehr Energie aber ist für Verpackung und Transport erforderlich: Wird der Öko-Joghurt nach Hannover, Hamburg oder Berlin in die Hochburgen der Bewegung gebracht, ist dafür eine Energiemenge von genau 1007,929 Kilojoule erforderlich – 50 Prozent mehr als für die Herstellung.

Eigentlich wissen auch die Manager aus dem Bio-Business, dass derlei aufwändige Transporte dem Öko-Anliegen zuwiderlaufen.

»Regional ist uns nicht egal«, verkündet ganz in diesem Sinne der Bio-Riese Dennree, der mit 120 Lastwagen Öko-Lebensmittel durch die deutschen Lande kutschiert. Die Kost aus der Heimat wird dort allerdings vor allem als Möglichkeit gesehen, das Image aufzupolieren, so das *Dennree-Magazin*: »Für den Einzelhändler bedeutet die Ergänzung seines Angebotes mit regionalen Produkten die Chance, dem Verbraucher Kompetenz zu beweisen. Regional erzeugte Produkte haben einen hohen Sympathiewert, und kaum ein Land wird ganz auf sie verzichten wollen. Dennoch können sie immer nur das ‚Sahnehäubchen' auf dem Sortiment darstellen.« Das mit dem »Sahnehäubchen« ist allerdings nicht wörtlich zu nehmen, denn gerade bei den Molkereiprodukten müssten »die nationalen Marken vorherrschen«. Es scheint, als ob es sich da um ein Naturgesetz handle, das Gesetz der großen Mengen, des zentralen Einkaufs, der billigen Preise. Ein Naturgesetz ist dies indessen nicht, es ist das Gesetz des (Super-)Marktes.

Die Öko-Riesen wie Dennree sind in einer misslichen Lage. Einerseits haben sie die hehren Ansprüche von einst nicht ganz vergessen: Sie wissen, dass ihre Erfolge darauf beruhen, dass sie dem wachsenden Bedürfnis nach naturschonendem Konsum entsprechen. Andererseits haben sie sich den Gesetzen des Marktes, des Super-Marktes, unterworfen, sie wachsen und wachsen. Und sie laufen so mehr und mehr Gefahr, sich auch der naturzerstörenden Logik des Marktes zu unterwerfen. Während deshalb bei der Kundschaft der Wunsch nach mehr Natur, ja mehr Moral beim Einkauf wächst, entfernen sich die Öko-Profis ganz leise von solchen Idealen. Denen bleibt als Reservat nur noch ein Abschnitt im Hochglanzprospekt und ein Ehrenplätzchen in der Firmenchronik. Die Firma Rapunzel beispielsweise, in einem kleinen Ort namens Legau im Allgäu ansässig, stammt aus der Öko-Szene, sie gehörte einst zu den Pionieren und jetzt zu den ganz Großen. Auf dem Firmengelände wird der eigene Ursprung noch in Erinnerung gehalten: In einem gläsernen Kubus wird ein alter, bunt bemalter VW-Bus sozusagen konserviert, ein Exponat aus der Hippie-Ära. Der Laden in der Firmenzentrale sieht jetzt zwar auch aus wie ein moderner Öko-Supermarkt, doch trotz Modernisierung betont der Laden seine Zugehörigkeit zur Szene, das ausliegende Schrifttum zeigt die Kontinuität der Allgäuer Alternativ-Subkultur. Von den Prospekten für Tanz-Workshops (»In einer Atmosphäre von Achtsamkeit, Akzeptanz und Respekt werden wir die heilende Kraft des Tanzes erfahren«), über die Vollwert-Kurse (»Kochen mit Willi«) bis zu Berichten und Vorträgen über »Begegnungen mit Elementarwesen« (»Was die Elementarwesen uns Menschen sagen möchten«).

In der Rapunzel-Kantine wird biologisch gekocht, in den Büros arbeiten die Öko-Manager an Holzschreibtischen. Ältere Firmenprospekte wahrten noch ehrendes Angedenken an die Gründerzeit in den 70er-Jahren, als Rapunzel-Chef Josef Wilhelm zu Hause in der Badewanne das Müsli für die ersten Kunden zusammenrührte. Sein Motiv war damals, so die Firmenchronik, die Überzeugung, dass »Naturkost und biologische Landwirtschaft als wichtige Bausteine eines Konzepts zur möglichen Rettung unseres Planeten gehören«.

Mittlerweile ist Rapunzel eine Aktiengesellschaft und einer der größten Hersteller von Naturkost in Deutschland. Die Firma setzt 100 Millionen im Jahr um (2007) und verarbeitet Rohstoffe aus 32 Ländern. Einem Reporter der *Schwäbischen Zeitung* gegenüber gab sich Gründervater Wilhelm als »Naturkost-Realo« zu erkennen, der die Umwelt schonen will, aber auch die weithin konsensfähige Maxime teilt, »Geld stinkt nicht«. In Fragen der Rettung des Planeten und der klimaschädlichen Transporte hat der Rapunzel-Boss zu einer pragmatischen Haltung gefunden: »Trockenfrüchte aus der Türkei werden sowieso mit dem Lkw gebracht. Wenn der schon fährt, dann soll er lieber Bio-Ware transportieren.«

Die Grenzen zerfließen zwischen den einstigen Bio-Pionieren und den normalen Supermärkten, die in erster Linie an das Wohl ihrer Aktionäre denken und die Bio-Ecke als Imageträger einrichten. Für die Kunden, denen sauberes Wasser ebenso wichtig ist wie giftfreier Boden, die den kleinen Bauern faire Preise gönnen wollen und den Hühnern ein glückliches Leben, wird es immer schwieriger, beim Einkauf Moral walten zu lassen.

Frau Patzlaff aus der Siegener Gegend beispielsweise. Sie kauft, wie wir aus dem Müsliladen-Kundenblatt *Schrot & Korn* erfahren haben, Milch im Bioladen für 1,20 Euro den Liter. Und sie würde gern, wie sie dem Blatt erklärte, noch mehr ausgeben – wenn das den Kühen diene: »Wenn mir die Anbauverbände eine noch tiergerechtere Haltung garantieren würden, zum Beispiel auf das Enthornen der Kühe verzichten und deshalb ihre Herdengröße reduzieren, könnte ihre Milch von mir aus noch 5 Cent mehr kosten.« Damit befindet sich Frau Patzlaff in guter Gesellschaft: Kundenbefragungen in der Bio-Sphäre ergaben, dass gerade bei Milch 40 Prozent der Befragten Preisaufschläge von 50 Prozent hinnähmen. 16 Prozent meinten gar, sie würden sogar das Doppelte des bisherigen Preises zahlen.

Merkwürdigerweise aber will niemand das Geld dieser Leute. Obwohl diese Kunden gern mehr ausgäben, wird die Öko-Milch immer billiger.

Der Bio-Markt ist im Begriff, die Entwicklung nachzuvollziehen, die im herkömmlichen Lebensmittelmarkt stattfindet: Dort fallen die Milchpreise ins Bodenlose. Schon ist, laut *Lebensmittelzeitung*, jeder Tropfen Sahne, der im Supermarkt verkauft wird, ein Zuschussgeschäft. Bio ist da kein Garant mehr fürs Überleben: Die »Rhöngold-Molkerei« musste schon aufgeben und wurde an einen Konkurrenten verkauft; die »Herzblatt«-Molkerei, Hessens erstes Bio-Milchwerk, ging in Konkurs.

Die Bio-Funktionäre, die den Weg in den Supermarkt zur Förderung des Absatzes stets forciert hatten, bangen jetzt um das Einkommen ihrer Bauern. Die Zeitschrift *Ernte*, das Mitgliedermagazin der österreichischen Biobauern, warnte daher schon vor Jahren vor dem »Schritt in den Supermarkt«: Es bestehe »akute Gefahr, dass der Markt uns verschlingt«. Denn: »Tempo und Diktat der Nachfrage sind kaum in den Griff zu bekommen. Um die Nachfrage zu befriedigen heißt die Devise: rationalisieren und in großen Einheiten produzieren.« Die Folge sei »zwangsläufig«, dass die Ökologie »in den Hintergrund treten« müsse. Eigentlich sind die Naturgesetze und die Regeln des Supermarktes unvereinbar. Wenn ein Gärtner ein Beet anlegt, dann dauert es ein Weilchen, bis die Früchte reifen. Doch wer weiß, ob der Handelskonzern die Karotten noch möchte, wenn sie reif sind: »Die Möhren fliegen wieder raus, wenn in einer Saison von irgendwoher Billigmöhren kommen«, klagt sogar ein Kenner des Marktes wie Konstantin von Löbbecke. Langfristige Lieferverträge scheuen die Handelsgiganten: »Die wollen die Spotmärkte nutzen.« Auf Spotmärkten gibt es Früchte zum Spottpreis, die irgendwo auf der Welt flottieren.

Alles soll billig sein: Das ist das oberste Gesetz der Supermärkte. Die Qualität spielt eine untergeordnete Rolle.

Angesichts dessen ist es sehr verwunderlich, wenn die Öko-Lieferanten gerade dieses Haifischbecken zielstrebig ansteuern, ihre wertvolle Ware zum Verschleudern selbst noch herantragen und sogar noch freudig bewegt sind, dass sie nun endlich bei den Großen, den »Big Players«, mitspielen dürfen. Der Qualität ihrer Erzeugnisse könnte das schlecht bekommen. Denn die Sphäre der Supermärkte hebt das Niveau des Angebotes nicht unbedingt, wie Kritiker glauben.

Vor allem für die Öko-Erzeuger ist eine solche Entwicklung prekär. Wenn die gefürchteten Praktiken der herkömmlichen Nahrungserzeugung auch die Öko-Waren erreichen, dann sind die besondere Qualität und der Vertrauensvorsprung der Naturkost dahin.

Noch fühlen sich allerdings viele Bio-Produzenten geschmeichelt, wenn sie von den Branchen-Moguln umgarnt werden, sie freuen sich, wenn Maggi Bio-Kartoffeln kauft und pulverisiert in Tütensuppen rührt. Andere Öko-Fabriken ahmen Pfanni nach und versuchen sich an flockentrockenem Bio-Kartoffelbrei. Das schmeckt zwar scheußlich, hat aber erschreckenden Erfolg.

9. Flink kloppen
Die Industrialisierung der Naturkost

Wie gut sind die Bio-Babybreie von Hipp? | Vitaminschwund beim Öko-Kartoffelpüree | Neu von Maggi: Natur aus der Tüte | Der Streit um das Aroma | Suppen-Bluff bei Rapunzel: Wo wächst eigentlich Hefeextrakt? | Bio-Semmel und Biodiesel: Neues von der Tankstelle

Kulinarisch gesehen ist dieser Ort eher etwas für die Anspruchsloseren. An Büffet Nummer 10 gibt es eine Auswahl von lappigen Sandwichs mit Schinken, alternativ auch Reis auf einem Styropor-Tablett mit roten Klumpen und ebensolcher Sauce, zum Dessert locken cellophanverpackte Kuchen mit schwarzen Klümpchen. Dazu reicht man Becks Bier, Coca-Cola oder Tropicana Orangensaft aus dem Tetra Pak, wahlweise auch Cappuccino aus Plastikbechern. Unmittelbar nach Verzehr kommt schnell ein junger Helfer mit roter Baseball-Mütze, Adidas-Turnschuhen und gelben Gummihandschuhen und leert all den Müll in Plastiksäcke.

Die Menschen verzehren das Dargebotene klaglos. Sie könnten auch schlecht meckern, denn sie gehören zu jenen, die weltweit an solch kulinarischen Schrecknissen arbeiten. Bei der Messe Food Ingredients Europe versammeln sich jene Menschen, die für das Essen verantwortlich sind, das heutzutage in den Supermärkten verkauft wird: Lebensmitteltechnologen, Chemiker, Diplomingenieure. Ihre Arbeitgeber haben prächtige bunte Stände aufgebaut, an denen sie all die Pülverchen vorführen, aus denen das Essen zusammengemixt wird.

Der Chemie-Konzern Hoechst beispielsweise führt seinen neuen Kunststoff namens »Sunett« vor, der als billiger Zucker-Ersatz in Orangensäfte, Joghurts und Eistee gemixt wird. Die Firma BASF preist ihre Feinchemikalien an, etwa jenes Beta-Karotin, das »naturidentische Farbmittel«, das in verschiedenen Tönen »von gelb (Y) bis orangerot (o)« erhältlich ist.

Der österreichisch-schweizerische Konzern Jungbunzlauer bietet seine Zitronensäure feil, für die in einer Fabrik bei Wien emsige Schimmelpilze vom Typ *Aspergillus niger* schuften. 120 000 Tonnen, berichtet ein Manager stolz, erzeugen die fleißigen Pilze jedes Jahr, und dazu, wegen des besonderen

Herstellungsverfahrens, 120 000 Tonnen Gips. Die Vereinigung der US-Soja-Produzenten führt die Früchte ihrer Arbeit vor und die Erzeugnisse, in die sie hineingemixt werden, Nutella beispielsweise. Und der Gen-Pionier Monsanto präsentiert seinen Süßstoff NutraSweet und andere Zutaten mehr.

Die Crème de la Crème der globalen Food-Industrie versammelt sich alljährlich zu diesem Branchentreff. Die europäische Messe wechselt zwischen London, Paris und Frankfurt, die asiatische zwischen Singapur und Shanghai, in São Paulo werden die Kunden Lateinamerikas geworben. 1997, auf der Messe in London, gab es eine bedeutende Innovation: Erstmals waren auch Öko-Anbieter zugelassen. Die hatten damals nur eine kleine Bio-Ecke im ersten Stock, ganz am Rande. Mittlerweile ist das Bio-Business vorangeschritten: Seine Erfolgsstory war schon bei der Messe-Premiere in London abzusehen. Die Naturköstler hatten offenbar keine Berührungsängste. Einige hatten sich unter den Kunstnahrungserzeugern offenbar gleich ganz wohl gefühlt und »ansehnliche Extra-Geschäfte« gemacht, berichtete der Öko-Organisator Simon Wright. Eigentlich müsste ein Naturköstler vor Schmerz schreien angesichts all der Chemie-Ingredienzien. Doch das Gegenteil war der Fall: Ein »Veteran« aus der Öko-Sphäre schwärmte damals gegenüber Mr. Wright sogar von der »besten Handels-Show«, die er je erlebt hatte. Mr. Wright ist »Consultant Food Technologist«, eine Art Unternehmensberater mit Öko-Schwerpunkt.

Er berät Lebensmittelfirmen, die nicht so recht wissen, was sie mit den neuen, trendigen Bio-Zutaten anfangen könnten. Der Natur pflegen die Food-Multis sonst eher wenig Umgang. Mr. Wright liefert, laut Eigenwerbung, alles von der »Entwicklung neuer Produkte mit ökologischen, fair gehandelten und natürlichen Zutaten« bis zur »Public Relations Strategie« in Fernsehen, Presse und Boulevardmagazinen.

Mr. Wright hat damals auch, beim »World Food Summit« Ende der 90er-Jahre, dem Gipfeltreffen der Essenskonstrukteure anlässlich der Zutaten-Messe in London, ein Seminar zu den neuen Trend-Ingredienzen veranstaltet, Thema: »Aufregende Zeiten für Bio-Nahrung«. Der Öko-Unternehmensberater erklärte den Abgesandten der Food-Multis ihre Bio-Perspektiven: Gerade für »multinationale Gesellschaften« böte Bio eine »bedeutende Chance«, ihr Image zu polieren, »Reputation« und »Integrität« zu erwerben. Und auch ordentlich Umsatz machen.

Schöne Aussichten. Noch schöner waren Kostproben auf dem Tisch am Rande des Saales: lauter umsatzträchtige Bio-Sachen. Ein Pulverkaffee aus Bio-Bohnen, der sich allerdings geschmacklich von Nescafé kaum unterschied, außerdem Tee aus dem Beutel, Milch aus dem Tetra Pak, plastikverpackte Käsescheiben vom Typ »Cheddar«. Das war damals neu, wahrlich innovativ, und hatte so gar nichts mehr vom Moral-Muff aus dem Müsliladen.

Das Problem ist: Die Nahrung wird heute nur noch zu einem geringen Teil in Naturform verkauft. Pure Kartoffeln, Karotten im Bund, Sellerie, Ingwer und ein Huhn: Das sind heute Randerscheinungen. So etwas ist kaum noch auf dem Markt.

Die Verbraucher hätten zwar gern ein größeres Bio-Angebot, und die Bauern würden gern mehr verkaufen. Doch zwischen Erzeuger und Verbraucher hat sich heutzutage die Nahrungsindustrie geschoben, jene Parallelwelt der lang haltbaren, in Plastik und Pappe, oft künstlich konservierten, aromatisierten und lackierten Lebensmittel, die für die Supermärkte typisch sind.

»Nur noch etwa vier Prozent der Erzeugung – gemessen an den Verkaufserlösen der Landwirtschaft – werden von der Landwirtschaft direkt an die Endverbraucher verkauft. Hierbei handelt es sich vor allem um Speisekartoffeln, Obst, Gemüse, Wein und Eier. Dagegen werden die für die Landwirtschaft bedeutendsten Produkte – Milch, Getreide, Schlachtvieh – fast ausschließlich von Handels- und Verarbeitungsbetrieben aufgenommen«, schreibt der Agro-Marktforscher Professor Hans Eberhard Buchholz.

Und auch die übrigen Früchte des Feldes und der Gärten gelangen nicht im Naturzustand zum Konsumenten: »Gegenwärtig«, so Buchholz, »gelangen mehr als 90 Prozent der landwirtschaftlichen Erzeugung erst nach einer Be- und Nachbearbeitung durch das Ernährungsgewerbe an den Endverbraucher.«

So mag es also verständlich scheinen, wenn die Öko-Erzeuger auf der Suche nach Wegen, ihren Absatz zu erhöhen, auch an die Hersteller von Industrienahrung denken – oder selbst an die Produktion von Tütensuppen und Fertigsaucen gehen. Jedoch: Wenn pulverisierte und getrocknete Öko-Möhren in der Maggi-Tütensuppe landen, dann schmeckt das Ergebnis kaum besser als eine herkömmliche Maggisuppe. Und wenn ein

Öko-Produzent seine Kartoffeln zu Flocken verarbeitet und als Fertigpüree feilbietet, dann ist dieses genauso minderwertig wie jenes von Pfanni. Der Qualitätsvorsprung, den die Bio-Produkte also eigentlich haben, ist durch Industrialisierung zunichte gemacht. Bio schmeckt dann nicht mehr besser, die Vorzüge sind nicht mehr wahrzunehmen – und die Leute werden sich fragen, warum sie dann mehr Geld für Bio ausgeben sollten. Der Weg in die Industrialisierung der Bio-Lebensmittel könnte sich so als Sackgasse erweisen. Das Profil und die Glaubwürdigkeit der Naturkost geht verloren, wenn es aussieht wie aus der üblichen Plastik-Parallelwelt – und sogar noch schlechter schmeckt.

Noch aber freuen sich die Biobauern, wenn immer mehr große Lebensmittelkonzerne Naturkost in ihre kulinarischen Kreationen einbauen. Zudem rüsten auch die Zulieferer auf: Die niedersächsische Eier-Firma Heidegold hat eine Fabrik gebaut für industriegerechte, flüssige Eiprodukte, die aus dem Ausstoß von über 100 000 Hennen auf »Alternativ«-Farmen gewonnen und unter dem Namen Eiquick vermarktet werden. Das schafft dann neue Absatzmärkte für die naturnahen Agrarier, ein schönes Image für die Food-Konzerne und ein neues Angebot in den Supermärkten. Der Hühner-Gigant Wiesenhof hat schon seit 2006 eine Bio-Linie mit Eiprodukten Marke »Eifix« im Angebot: »Bio-Vollei« aus dem Tetra Pak zum Beispiel: »Einmalig praktisch«, schwärmt die Firma.

Anfangs wunderten sich noch manche Supermarktbesucher über »Kuriosa« mit Öko-Anspruch. So staunte nach einem Ausflug in Supermärkte das Schweizer Magazin *Facts* angesichts von »Biogummibärli« und »Bio-Jogo-Dressing« (»Drei Monate lang haltbar«), von »Biolakritzbärli« und dem »Burger Mäck Urkraft«, einem Hamburger-Imitat aus Käse und Gemüse. Die Journalisten hingen wohl noch der Vorstellung nach, Bio-Ware sei nur etwas für Naturfreunde, die in Sorge um die Umwelt verantwortungsbewusst konsumieren wollen. Das aber ist von gestern. Da ist die Realo-Fraktion im Bio-Business längst weiter.

Die Emanzipation der Lebensmittel von der Natur hat jetzt die Bio-Sphäre erreicht. Auch hier herrschen die Widrigkeiten der Natur: Echter Blumenkohl beispielsweise welkt unangenehm schnell, dabei muss er doch so weit reisen bis in die hinterste Bio-Supermarktfiliale und kommt erst kurz vor dem Verfall dort an. Besser ist: Natur in Dosen. In den USA, dem Heimatland des Künstlichen, gelingt die Versöhnung von Natur und Industrie am elegantesten. »Always Natural«, immer natürlich, lautet beispielsweise der Slogan der Fertigkost-Firma »Fantastic Foods«. Die »Always Natural«-Produktlinie floriert mit diversen Schnellgerichten à la 5-Minuten-Terrine: Ein »Cha-Cha-Chili« etwa oder ein Kartoffelbrei-Ersatz namens »Stuffed Mashed Potatoes«. Die Reihe »Healthy Complements« bietet gar Fertigkost für wahre »Gourmets«: Couscous oder Risotto. »Alles, was wir machen, ist immer natürlich«, beteuert Fantastic Foods. Die Firma Cascadian Farm bringt sogar die ganze Welt auf den Teller: »Meals for a Small Planet«, plastikverpackt und für 2,79 Dollar etwa ein vegetarisches Azteken-Menü, alternativ eines in Geschmacksrichtung Cajun. Auch Mediterranes ist zu haben, alles in »Low Fat – No Cholesterol«, und »alles aus dem firmeneigenen Netz von Bio-Farmen«.

So wächst zusammen, was eigentlich nicht zusammengehört. Auf der Kunstnahrungs-Messe Food Ingredients Europe in London sprachen die Branchenexperten darum schon von der »Öko-Industrie«. Das klang damals, 1997, noch etwas ungewohnt. Die Bio-Erzeuger aber sind Profis und nutzen mehr und mehr die Tricks ihrer Kollegen aus der Hightech-Lebensmittelindustrie. Auch Bio-Fabriken stellen Lebensmitteltechnologen ein. Und die können dann an Tütensuppen, Tiefkühlpizzen und Sojawürstchen zeigen, was sie in der Universität und den Labors der Großen gelernt haben. Die neuzeitlichen Erzeugnisse der Bio-Branche zeugen denn auch von technischen Fertigkeiten, von denen ein früher Pionier-Bauer nie hätte träumen wollen.

Die Bio-Fabrikanten offenbaren ein merkwürdiges Verhältnis der Szene zum Thema Genuss und Gesundheit. Da verfügen sie über erstklassige Kartoffeln, wohlschmeckende Karotten, prima Lauchstangen, super Sellerie. Die beste Milch kommt von Bio-Höfen, ausgezeichnete Butter, leckere Sahne. Schweinefleisch, Hähnchen, Enten, alles ein Hochgenuss. Doch wenn die hochwertigen Rohstoffe den industriellen Produktionsprozess durchlaufen haben, ist der Vorsprung gegenüber den konventionellen, mit Gift und Kunstdüngern erzeugten Nahrungsmitteln, meist dahin. Oft stammen wesentliche Zutaten gar nicht aus ökologischem Anbau: Die »Klare Suppe« von Rapunzel Naturkost (Slogan; »Gönn' Dir den Geschmack!«) kommt laut Etikett »ganz ohne zugesetzte Geschmacksverstärker« aus, enthält aber eine

Zutat namens »Hefeextrakt«. Nach Firmenangaben wird sie im »Autolyseverfahren« hergestellt.

Hefeextrakt, was ist das eigentlich? Und was bedeutet »Autolyseverfahren«? Der Qualitätsmanager der Firma kann das dem ratlos anrufenden Konsumenten auch nicht recht erklären, empfiehlt die Lektüre einschlägiger Fachbücher. Sagen aber kann er, dass der »Hefeextrakt« nicht aus Öko-Produktion stamme: Das Erzeugnis sei dermaßen erfolgreich, dass die Firma den Erfolg nicht durch überstürzten Einsatz von Öko-Hefeextrakt gefährden wolle.

Das ist natürlich bedenklich: Hefeextrakt, das ist eine Geschmacks-Krücke, die auch von Food-Konzernen gern für Tütensuppen verwendet wird. Wenn die Tüten-Tunkies dann auf Öko umschwenken, sind sie dankbar, wenn der vertraute Kunstgeschmack wieder auftaucht. So breitet sich der Ersatzgeschmack in der Öko-Szene aus: Auch die »Gourmet-Pastete Classico« von Allos baut darauf, desgleichen die »Hühnersuppe mit Nudeln« oder das »Fix für Sweet & Sour ASIA« von »Natur Compagnie« sowie die Erbsensuppe von »Ökoland«. Ebenso Knabbersachen wie die »Original Lantchips«, die »Bio Potato Chips TRA'FO« oder die »Potato Snacks« von Moolenaartje: überall der Glutamat-Ersatz. Sogar in den »Hipp Schinkennudeln aus Eiernudeln« für Kinder (Altersgruppe »1–3 Jahre«).

Offenbar kümmert es die Öko-Industriellen nicht sehr, dass bei vielen Kunden der Geschmackszusatz ein bisschen in Verruf geraten ist. Es ist ja auch ein seltsamer Zusatz, den noch niemand in freier Natur hat wachsen sehen, der in Gärten und Äckern und Wäldern und Wiesen unbekannt ist und in der traditionellen Küche niemals vorkam. Hefeextrakt ist ein Beispiel dafür, wie in der Öko-Nahrungsbranche so eine Art Pseudo-Natur entwickelt wurde.

Um diese neue Parallel-Natur macht die Bio-Industrie genauso ein Geheimnis wie die Food-Industrie um ihre Geschmacks-Zaubereien.

Wo wächst eigentlich Hefeextrakt? Könnte man da mal bei der Ernte zusehen und beobachten, wie der Geschmacksstoff für die »Hühner-Nudel-Suppe« von Alnatura entsteht? Leider nein, teilt die Firma Alnatura mit: »Das ist leider nicht möglich. Der Hersteller unserer Hühner-Nudel-Suppe bezieht seinen Hefeextrakt von spezialisierten Betrieben, bei denen ein Besuch in der Produktion nicht machbar ist.« Nicht machbar, ja schade.

So ähnlich klingt das bei den Food-Multis auch immer, nur dass die meist aus Prinzip keine Auskunft geben über ihre Ingredienzien und Lieferanten. So kommen sich die Naturköstler und die Kollegen aus der industriellen Chemieküche immer näher.

Schon versucht ein Konzern wie Maggi, die alten, vom Pfad der Tugend abgekommenen Öko-Pioniere in Natürlichkeit zu übertrumpfen. In der Linie »Natur pur« bietet Maggi eine »Gemüsebrühe« mit die einem »100 % unverfälschten Gemüsegeschmack«. Und wirbt sogar mit dem »Verzicht auf Hefeextrakt und jegliche Zusatzstoffe (wie Geschmacksverstärker oder Farbstoffe)«.

Gerade bei der sogenannten Naturkost sind Geschmacksmanipulationen ausgesprochen verwerflich. Denn der Geschmack ist sozusagen der Identitätskern eines Lebensmittels, sagt viel über Qualität und Beschaffenheit aus. Mit dem Chemie-Aroma wird der Käufer ausgetrickst und hinsichtlich der Beschaffenheit der Nahrung hinters Licht geführt.

Dennoch ist das industrielle »Aroma« aus dem Labor auf dem Vormarsch. Etwa in dem vielgelobten Neugetränk namens »Bionade«. Oder im »Rewe Bio Joghurt Pfirsich-Aprikose mild-probiotisch«, auch im Joghurt Typ »Erdbeer« oder »Kirsch« von Aldi. Meinte das Magazin *Öko-Test*: »Wenn es um Fruchtgeschmack geht, sind einige Bio-Produzenten kaum von Nestlé und Co. zu unterscheiden.«

Besonders problematisch ist es, wenn schon die ganz Kleinen mit den industriellen Bio-Produkten und oft künstlichen Geschmackshilfen aufwachsen, etwa von Bio-Pionier Hipp. Eigentlich ist Claus Hipp, der Chef der Firma, sehr für das Natürliche. Er gehörte zu den Ersten, die Bio-Erzeugnisse industriell verarbeiteten. Er fordert eine gerechte Bezahlung für die wertvollen landwirtschaftlichen Erzeugnisse: »Die Arbeit der Bauern muss wieder honoriert werden.« Er sprach sich gegen die industrielle Gleichmacherei im Agrarischen und den »Erhalt der Artenvielfalt« aus: »Wir brauchen kein Einheitsobst.« Und weil immer mehr Mütter »Bio« für ihre Kleinen wollten, stellte er sich frühzeitig auf den Trend zum Natürlichen ein: »Deshalb lautet unsere Marketing-Strategie: Feste Bindung des Vorteils Bio an die Marke Hipp«, schrieb er in einem Aufsatz zum Thema Bio-Kost.

Doch bei den Industrieprodukten aus dem Hause Hipp reicht der Geschmack aus den Rohstoffen mitunter nicht aus – da müssen dann die Verstärker aus den Labors und Hexenküchen der Food-Fabriken eingesetzt werden.

Das beginnt schon bei der »Hipp Kindermilch Bio«, für Kinder ab dem 12. Monat, eine Mixtur diverser Ingredienzien, die ohne Labor-Geschmack offenbar ungenießbar wäre. So trimmt der gute Herr Hipp die armen Kinder schon früh auf den Kunst-Geschmack – am extremsten bei jenem Hipp »Früchte-Tee«, bei dem auf dem Etikett verschiedene Früchte wie Erdbeeren, Himbeeren, Kirschen abgebildet sind – die aber allesamt gar nicht drin sind, sondern von »Aroma« aus dem Labor vertreten werden. Von Herrn Hipp empfohlen für Kinder ab dem 6. Monat. So werden die Kinder schon im Säuglingsalter an der Nase herumgeführt und lernen den Geschmack der Natur erst gar nicht kennen.

Die Industriekost für Babys ist weit verbreitet, aber unter Fachleuten sehr umstritten. Das ist nicht so bekannt, denn die bunten Elternmagazine mit ihren vielen Anzeigen für diese Produkte halten sich mit Kritik eher zurück. Doch Experten sind bei vielen Erzeugnissen skeptisch, etwa die Leute vom Forschungsinstitut für Kinderernährung in Dortmund. Die kamen nach einer Überprüfung von 37 Kindermenüs, unter anderem aus den Häusern Alete und Hipp, zu der Überzeugung, dass die Fertigkost für die Kleinen auf gar keinen Fall zur Regel werden sollte – nicht nur aus Geschmacksgründen: Die Fabrikerzeugnisse enthielten auch zu wenig Nährstoffe, als dass ein Kind damit auf Dauer ausreichend versorgt werden könnte. Wer häufiger auf solche Glasmenüs zurückgreifen wolle, müsse Gesundes noch dazuservieren, damit der Nachwuchs keinen Mangel leide: »Würde ein Kleinkind seine warme Mahlzeit überwiegend in Form der angebotenen Kleinkindermenüs erhalten, müsste die Lebensmittelauswahl der anderen Mahlzeiten gut geplant werden, um eine empfehlungsgerechte Tageszufuhr von Energie und Nährstoffen zu gewährleisten.«

Die Ernährungsexpertin Mathilde Kersting vom Dortmunder Institut rät daher zum Selberkochen: »Frisch gekochte Kartoffeln sind Fertigprodukten vorzuziehen. Püree sollte deshalb aus Kartoffeln selbst zubereitet werden.«

Nun geht indessen, just im Bio-Sektor, der Trend zu den Flocken. Berühmt in der Branche ist das Püree »locker & flockig« aus dem Hause Bruno Fischer. Das Erzeugnis aus »kontrolliert ökologischen Kartoffeln« richtet sich, nach der Packung zu urteilen, an ein internationales Publikum. Produzent Fischer verkündet da in allerlei fremden Zungen, wie simpel das Püree zu bereiten ist: »Na een minuut de puree flink kloppen me een garde of mixer. Klaar.« Die blasse Pampe, die nach vorschriftsmäßiger Behandlung des Pulvers entsteht, riecht weitgehend kartoffelfremd, und es schmeckt wie ein Püree-Ersatz mit dominanter Mondamin-Note. Die mühevoll angebauten Bio-Kartoffeln müssten, wenn sie könnten, schreien, wenn sie sich in Gestalt dieses Päckchenprodukts pulverisiert wiederfinden. Für feinschmeckerische Zungen sind derlei Bio-Waren eine Beleidigung und fürs Portemonnaie eine ungerechtfertigte Belastung: Denn für den Preis von Bruno Fischers Pulverpüree, 2,19 Euro, könnte man im Bioladen einen ganzen Beutel bester Kartoffeln bekommen, mehlig, ideal fürs Püree. Und: Es wären auch mehr Vitamine drin als bei Bruno Fischers Pulverpüree.

So ergaben beispielsweise Messungen eines Hamburger Lebensmittellabors, dass hausgemachtes Kartoffelpüree doppelt so viel Vitamin C enthielt (6 Milligramm pro 100 Gramm) wie das Bio-Püree von der Firma Bruno Fischer: Das Bio-Pulver enthielt, fertig angerührt, nur 3 Milligramm, exakt genau so wenig wie das von Pfanni. Dass das Öko-Püree vitaminmäßig auch nicht besser ist als das von Pfanni, überraschte den Bio-Hersteller nicht, weil, ganz einfach, »die Verarbeitungstechnologie nahezu identisch ist«, wie Bruno Fischer mitteilte. Aber das mache gar nichts, so die Öko-Firma: »Wer Kartoffelpüree wegen des Vitamin-C-Gehaltes isst, der ist leider auf dem falschen Dampfer.«

Der Vitamin-C-Gehalt, meint auch Pfanni, spiele »in zubereiteten Kartoffelerzeugnissen jeglicher Art«, ob hausgemacht oder fabrikproduziert, überhaupt »keine Rolle«. Der Vitamin-C-Bedarf werde allgemein und ausreichend über Obst wie Orangen oder Kiwis gedeckt. Da unterliegen die Püreepulverfabriken allerdings einem Irrtum: Denn der Deutsche isst erheblich mehr Kartoffeln als Kiwis oder Orangen. Der Vitamin-C-Bedarf wird also überraschenderweise vom deutschen Durchschnittsbürger eher über Erdäpfel als über Obst gedeckt. Bei den Kiwis liegt der Pro-Kopf-Verbrauch gerade bei 4 Gramm pro Tag, was immerhin, da die Frucht extrem vitaminreich ist, je nach Frische einem Vitamin-C-Gehalt von 0,8 bis 12 Milligramm entspricht. Von Orangen isst der Normalverbraucher 16 Gramm am Tag, das entspricht 8 Milligramm Vitamin C. Kommt noch Orangensaft hinzu, 0,03 Liter am Tag, der 12,6 Milligramm Vitamin C enthält. Hingegen die Kartoffel: Sie gilt als »Zitrone des Nordens«, denn sie ist in deutschen Landen ein bedeutender Vitaminspender. Immerhin isst der durchschnittliche Deutsche 198 Gramm Kartoffeln am Tag, das macht 34 Milligramm Vitamin C pro Esser. Wenn der Mensch nun zu den industriellen Erzeugnissen von Pfanni oder Bruno Fischer greift, halbiert er pro Püree-Mahl seine Vitaminaufnahme und entfernt sich von der empfohlenen täglichen Dosis an Vitamin C, die zwischen 60 und 150 Milligramm liegt.

Nährstoffverluste gibt es auch bei der Babykost: So enthalten die beliebten Gläschen mit Babybrei, wenngleich zumeist aus Bio-Gemüse und -Obst hergestellt, oft weniger Vitamine als ein vergleichbarer selbst hergestellter Brei. Bei manchen Gläschen von Hipp und Alete wird der Verlust durch Zusatz von künstlichen Vitaminen ausgeglichen – aber leider nicht bei allen. Der Vitaminverlust bei der industriellen Gläschenkost ist eine direkte Folge der industriellen Produktionsweise und, ironischerweise, auch der strengen Hygieneregeln in den Fabriken – die nötig sind, damit nichts Ungesundes ins Gläschen kommt: Bakterien beispielsweise.

So ganz frisch sind die Karotten nicht mehr, wenn sie in der Fabrik ankommen. Sie werden aus ganz Deutschland angekarrt und auch aus anderen europäischen Ländern. Hipp ist der größte Bio-Verarbeiter Europas, und wenn so viele Bio-Karotten, Bio-Erbsen, Bio-Rindfleischstücke in einer Fabrik verarbeitet werden, können die nicht alle aus der Nähe kommen.

Aber selbst wenn Tausende von Gläschen in der Minute über die Abfüllanlage rasen und mitunter über 100 Tonnen Karotten an einem einzigen Tag verarbeitet werden, herrscht äußerste Sorgfalt. Nichts wäre schlimmer, als wenn in die Gläschen Schmutz gelänge, Schadstoffe, Krankheitserreger gar. Denn damit wirbt die Firma, dass alles strengstens kontrolliert und größtmögliche Sicherheit gewährleistet ist. Darum wird alles aufwendig gesäubert, geputzt. Mehrfach wird das Gemüse gekocht, am Schluss sogar noch sterilisiert, in riesigen Druckbehältern, die wie U-Boote aussehen, bei 120 Grad. Damit wird das Glas lagerfähig. Das ist der Vorteil der industriellen Großproduktion: Hygienetechnisch ist sie dem Haushalt weit überlegen.

Doch diese Art der Fabrikation von Babykost hat auch Nachteile: Die Zutaten sind längst nicht mehr frisch, sie werden vollkommen zerkocht, oft gehen Vitamine und Nährstoffe verloren. Es sind eben: Konserven. Industriell hergestellte Gläschen seien »nichts anderes als Konserven«, sagt Professor Antal Bognar. Er ist Direktor und Professor des Instituts für Chemie und Biologie bei der Bundesforschungsanstalt für Ernährung und hat zahlreiche Konserven auf ihren Gehalt an Nährstoffen untersucht. Professor Bognar hat errechnet, dass industrielle Gemüsegläschen in Sachen Vitamine deutlich schlechter abschneiden als selbstgekochte Breie: »Ein Möhren-Kartoffel-Rindfleischbrei aus dem Glas enthält nur etwa halb so viel Vitamin C wie ein schonend gedünsteter, selbst zubereiteter Brei. Auch die Mengen an Vitamin B_1 sind deutlich geringer.«

Bio-Brei, aus wertvollen Rohstoffen, leider aber vitaminreduziert: Das ist nun nicht unbedingt das, was fürsorgliche Eltern ihren Kleinen eigentlich geben wollen.

Indessen wächst die Kritik an der Industrialisierung des Natürlichen. »Zwischen der biologischen Nahrungsproduktion und dem fertigen Produkt in der Kühltheke liegen alle Schandtaten der Lebensmittelindustrie«, warnt etwa der Geschäftsführer des Bundesverbandes Naturkost Naturwaren: »Eine Bio-Suppe aus der Dose ist keine Naturkost mehr.«

Das war schon vor einigen Jahren. Heute gibt es bei Aldi Bio, und dessen Sojadrink »Schoko mit Calcium« enthält sogar den höchst umstrittenen Zusatzstoff Carrageen.

Der deutsche Bioland-Bundesverband klagte in einem Merkblatt über Zusatzstoffe: »Die Qualität des landwirtschaftlichen Ausgangsproduktes wird immer unwichtiger, denn fehlende Eigenschaften können relativ einfach mit chemischen Mitteln ersetzt werden.« Der Bio-Verband warnte: »Insbesondere für die wachsende Zahl von Allergikern stellen Zusatzstoffe eine potenzielle Gefahr dar.« Manche Ingredienzien trügen überdies »sogar zur Verbrauchertäuschung bei, wenn etwa durch chemisch-synthetisch erzeugte Zusatzstoffe eine natürliche Farbe oder ein natürlicher Geschmack vorgetäuscht wird«.

Der Verband der Naturkostläden hat jedenfalls vorgeschrieben, dass in seinen Mitgliedsläden ein »Komplettangebot« vorhanden sein soll, das es auch den verbliebenen Vollwert-Fans ermöglicht, sich zu versorgen. Ein vernünftiges Projekt. Denn die Strategie, sich just die Faulen und Unfähigen als Zielgruppe auszusuchen und für sie in Fabriken die Natur zu verhunzen, scheint vielleicht kurzfristig erfolgreich.

Doch die Marketingpolitik richtet sich genau darauf aus. Es geht jetzt offenbar mehr um die Ökologisierung jener Warenwelt, die Singles von der Tankstelle kennen, an der sie spätnachts, wenn der Kühlschrank gähnend leer ist, noch was kriegen. Etwa den Klassiker, das Sandwich im charakteristischen Aral-Shell-Esso-Design. Für die Bauern ist es vielleicht erfreulich, dass sie mehr verkaufen. Fragt sich nur, ob es das Image der Naturkost verbessert, wenn sie auf der untersten Stufe des Kulinarischen angekommen ist – an der Tanke. Und das gerade bei den Backwaren, dem täglichen Brot.

10. Wollige Teige
Bio-Bluff in der Bäckerei

Wie rein sind die Plunder vom Großbäcker Kamps? | Peinlich: Zusatzstoffe im Öko-Brot aus Bayern | Weshalb Bäcker auf ihr eigenes Brot manchmal allergisch reagieren | Auch Ökos lieben Maschinen | Hightech-Enzyme im Bio-Croissant von Aldi | Wie weit darf das Bio-Brot reisen?

Beim Backen trägt Edy Spranger gern eine Versace-Krawatte, einen schwarzen Einreiher und Spangenschuhe. Der feine Herr tippt am Ofen einfach 161, das Programm für die Gipfeli, und wartet: »In 18 Minuten sind die fixfertig gebacken. Das läuft alles vollautomatisch ab.« Und vollkommen staubfrei.

Genau genommen ist Herr Spranger überhaupt kein Bäcker, sondern ein Vorführer. Er führt vor, wie einfach Backen sein kann, dass praktisch jeder ein Bäcker sein kann – dank der tiefgekühlten Teiglinge von seiner Firma, der Firma Hiestand, ist jeder Tankwart in null Komma nichts im Stande, Körnerbrot und Apfelplunder zu produzieren, Laugenbrezel und Berliner, Burebrot, Tessinerbrot, Engadiner Nussbrot.

Die Hiestand AG aus Lupfig im Kanton Aargau hat den ganzen Globus im Blick, will »weltweiter Qualitäts- und Innovationsführer« in ihrer Branche werden. Und das Backwarenimperium ist schon weit gekommen bei der Eroberungstour: Im August 2008 fusionierte Hiestand mit der irischen IAWS Group und firmiert seither als Aryzta AG. Mit Filialen in der Schweiz, in Deutschland, in Österreich, in Polen, in Malaysia, in Japan und in der Türkei macht die Firma über 700 Millionen Franken (470 Millionen Euro) Umsatz im Jahr und wächst weiter.

Heute sind es 63 Besucher aus Davos, Köche und Kochlehrlinge vom Cercle des Chefs de Cuisine de Davos, die sich in die Geheimnisse der Turbobäckerei einweihen lassen wollen. Zuvor waren schon Besucher aus Deutschland, Österreich und Polen da, aus Großbritannien, den USA und Mexiko, ja sogar aus Japan, Hongkong, Singapur und den Vereinigten Arabischen Emiraten. Die »Bake off Academy« in der Firmenzentrale ist gewissermaßen die Aufbackakademie des Brot-und-Brötchen-Konzerns Hiestand. Sie soll aller Welt zeigen, wie das Backen der Zukunft aussehen kann. Nun wollen die Verbraucher eigentlich auch in Zukunft keine Hightech-Brötchen. Das Backwerk soll weiter pure Natur sein, denn das täglich Brot, emotionsbeladen und mythenumrankt, will auch der moderne Mensch rein und echt und ohne Chemie genießen. Das wissen auch die neuen Back-Giganten. Und deswegen rücken die Werbestrategen der Brot-und-Brötchen-Konzerne ihre Fließbandware gern Richtung Handwerk, Ursprünglichkeit, Reinheit, kurz: in Richtung Bio.

Das tägliche Brot symbolisiert vielleicht am deutlichsten den Widerspruch zwischen den Wünschen der Menschen und der Wirklichkeit der industriellen Nahrungsproduktion. Die Menschen hätten es gern natürlich, handwerklich, traditionell, doch die Ware kommt zumeist von Back-Giganten, die mit Tradition und Handwerk gar nichts zu tun haben – aber unbedingt so erscheinen wollen. Die Bio-Idee passt da gut: Wenn die Back-Fabrikanten ihren Erzeugnissen ein schönes Natur-Image verpassen wollen, können die Vokabeln »Bio« oder »Öko« zielgenau wirken.

Das Problem aber ist auch hier: Wenn die Backindustrie den Semmeln und Broten und Quarktaschen aus ihren Fabriken ein Bio-Fähnchen voranstellen, dann gewinnen sie vielleicht beim Image-Transfer. Leider leidet auch der Bio-Begriff, denn auf ihn färbt das Minderwertige der Massenbackwaren ab.

Witzigerweise bewegen sich beide Sphären in beängstigendem Tempo aufeinander zu. Im Jahre 2008 beispielsweise startete die österreichische Tankstellenkette OMV eine groß angelegte Werbeaktion für ihre Bio-Brötchen, unterstützt von der Fernsehköchin Sarah Wiener. Die Bio-Semmel zum Biodiesel: Wenn Bio auf der untersten kulinarischen Ebene, der Tankstelle, angelangt ist, dann fällt es den Massenbäckern aus der Industrie natürlich leicht, ihre Teiglinge als Bio-Produkte anzupreisen. Es könnte allerdings sein, dass bald niemand mehr bereit ist, einen Bio-Aufschlag zu bezahlen, wenn Bio-Brötchen genauso synthetisch schmecken wie die anderen Teiglinge auch.

Wie wahrhaftig sind die Bio-Bäcker? Und wie natürlich sind ihre Waren wirklich?

Für Tiefkühlbäcker Hiestand ist die Natur-Aura sehr wichtig. Die Firma wirbt auf Messen mit ihrer ökologischen Produktionsweise. »Bäcker-Ökologie«, so steht es in den Prospekten, sei den Leuten von Hiestand gar ein »persönliches Anliegen«, was auch die Bäcker, die Hiestand-Teiglinge aufbacken, ihrerseits ruhig weitergeben sollten: »Profilieren Sie sich mit diesem Angebot hochwertiger und ökologisch sinnvoller Produkte. Behalten Sie diese wichtigen Informationen nicht für sich. Weisen Sie auf Preisschildern, Tafeln, Speisekarten und vor allem im direkten Kundengespräch auf die Besonderheit dieser Backwaren und Ihr gewissenhaftes Handeln hin«, etwa durch »vierfarbige Vordrucke«, die Hiestand hierfür bereithalte.

Das ist ein bisschen übertrieben: Von 200 Hiestand-Produkten entsprechen gerade mal vier Stück den gesetzlichen Bio-Richtlinien. Und das Gipfeli, das allein für 60 Millionen Euro Umsatz gut ist, gehört, wie die Firma einräumt, nicht dazu.

Bei vielen Hiestand-Erzeugnissen kommen auch die bewährten Helfer aus der Chemieküche zum Einsatz: Die »GTG Mini-Vanilleschnecke« beispielsweise enthält unter anderem Enzyme, das Verdickungsmittel E401, die Farbstoffe E 101 und E 160 a sowie »natürliche Aromastoffe«. Der »GTG Snackgipfel« enthält ein ganzes Sortiment solcher Zutaten, die nicht gerade von kleinen Firmen zu beziehen sind: Das Konservierungsmittel E260, die Stabilisatoren E460, E461, E462, ein paar Antioxidantien, E301, E331, schließlich Geschmacksverstärker E 621, ein bisschen Schmelzsalz E462 und als Säuerungsmittel E 331.

Der Kunde in der Bäckerei erfährt davon nichts, und auch nicht der Gast in der Kantine oder im Hotel: Dort müssen all diese Zutaten nicht ausgewiesen werden. In der Bäckerei oder besser: in der Verkaufsfiliale oder der Abgabestation der aufgebackenen Teiglinge sollen die Kunden noch die Illusion des Handwerklichen haben. Auch der deutsche Backwarenkonzern Kamps AG, der mittlerweile in vielen Ländern Europas Filialen unterhält, gibt sich im direkten Kundenkontakt in den Läden noch ganz handwerklich. Dort prangt auch auf Plakaten, in Schaufenstern und auf den Tüten, das hauseigene »Brot-Reinheitsgebot«: »Zur Herstellung unserer Brote verwenden wir nur: Mehl, Hefe, Wasser, Salz, natürlichen Sauerteig *und sonst nichts.*« Ein eigens befragter Filialbäcker bekräftigt, bei Kamps sei »alles nur Natur«, es würden »keine chemischen Zusätze« verwendet. Und am Regal ist sogar angegeben, woraus das »Bäckerbrötchen« gebacken wurde. Dort steht: »leicht gesalzener Brötchenteig aus 100 % Weizenmehl«. Sonst steht da nichts. »Wir sprechen immer ungern von Chemie«, sagt der Geschäftsführer in der Kamps-Backfabrik in der Nähe von Stuttgart. Aber natürlich hat die Firma auch hier nichts zu verbergen, und so darf man sogar die Säcke näher besichtigen, die der Fabrikbäcker nimmt, um den Bäckerbrötchen zur gewünschten Knackigkeit und Krustenkonsistenz zu verhelfen.

»Grizzly« also besteht aus: »Malzmehl, Verdickungsmittel, Dextrose, Emulgator, Zucker, Weizenmehl, Säuerungsmittel: Phosphat, Ascorbinsäure, Lebensmittelenzyme«. »Frosti« enthält: »Traubenzucker, Emulgator verestertes Mono- und Diglycerid, Weizenmehl, Weizenkleber, Malzmehl, Mehlbehandlungsmittel Ascorbinsäure, Enzyme«. Keine Fotos! Bei aller Offenheit, die so eine Aktiengesellschaft pflegen muss: Bilddokumente der echten chemischen Inhaltsstoffe sollen nun doch nicht auf den Markt.

Auch beim Anrühren der Bestandteile für die Berliner im Untergeschoss, dem Plunder-Souterrain, soll der Sack mit »Easy Berlina« nicht abgelichtet werden, wenn er zum Einsatz kommt. Er besteht, unter anderem, aus »Emulgator: Mono- und Diacetylweinsäureester von Mono- und Diglyceriden von Speisefettsäuren (E 372 e), Natrium, Stearoryl-II-Lactylat, pflanzliche Öle, Hühnereiweiß getrocknet, Kalziumsulfat, Weizenstärke, Mehlbehandlungsmittel: Ascorbinsäure (E 300), Aromen, Enzyme.«

Bis zu 15 000 Brote werden hier jeden Tag fabriziert, dazu 120 000 Brötchen. Und die Zutaten für die Rezepturen müssen dem standardisierten Produktionsprozess gerecht werden. Das Mehl beispielsweise, das genügt den Anforderungen nicht, es ist von Natur aus leider nicht ausreichend standardisiert: »Der Herrgott lässt es nicht jedes Jahr gleich wachsen«, sagt Produktionsleiter Hübner. Auch der Tiefkühl-Bäcker Hiestand muss ein bisschen gegen die Natur angehen.

Eigentlich werden Backwaren, so ist der natürliche Gang der Dinge, binnen kurzem altbacken, Nussfüllungen ranzig, Tomatenauflagen faulig. Das Kunststück des Backkonzerns Hiestand, das dem Gebackenen Dauer verleiht, besteht darin, den verderblichen Gang der Natur aufzuhalten – und den naturfreundlich gestimmten Kunden glauben zu machen, all dies geschehe auf natürlichem Wege. Alles eine Frage der Technik, in diesem Fall: der Bühnentechnik. In der »Bake off Academy« im Industriegebiet von Lupfig führt Hiestand vor, wie eine Bäckereifilialenkulisse aussehen kann, die die Illusion von Natur vermittelt: viel Holz, Reisigbüschel, dazu Ähren, ganze Bündel, dazwischen das Backwerk. Eine rustikale Musterkulisse für den Turbobäcker, »damit der sieht: So kann ich das inszenieren«, sagt der junge Mann, der die Besuchergruppen führt. So weht dann den Kunden beim Brötchenkauf der Duft von frisch Gebackenem um die Nase, und zwar mit Absicht: »Duftmarketing« nennt das die Firma. Der Duft wird von Hiestand gezielt eingesetzt, als Lockstoff gewissermaßen: »Da läuft das Wasser im Mund zusammen, und die Leute kaufen das«, so erläutert der Hiestand-Verkäufer den Mechanismus seinen Gästen.

Damit der Duft nicht irgendwo hinten im Laden nutzlos verströmt, bietet Hiestand ein ganzes Arsenal an Gerätschaften, zum Beispiel den »Hiestand-Front-Grill«, laut Prospekt »die perfekte Lösung für das Backen an vorderster Front«. Denn: »Das Backen an der Front in unmittelbarer Nähe der Konsumenten wird immer wichtiger.« An der Front? Es scheint, als ob der Kunde heute der Feind sei, der mit gezielten Duftattacken in der Abwehr geschwächt, zur Kapitulation und der Herausgabe seiner Geldmittel gebracht werden sollte. Was er da kauft, das erfährt er nicht. Denn die Bäcker müssen keine Auskunft geben über die Herkunft ihrer Zutaten. Es gibt auch, merkwürdigerweise, kein Gesetz in der Bundesrepublik Deutschland, das festlegt, was ein Brot ist, was hineingebacken werden darf und was nicht. Wer seinen Bäcker fragt, was er denn so nimmt an Zutaten fürs Sesambrötchen, der muss ihm einfach glauben. Die Bäcker legen, glaubt man ihren Beteuerungen, sehr viel Wert auf Natürlichkeit. Immerhin produzieren sie eines der wichtigsten Grundnahrungsmittel. Wie natürlich Brot und Brötchen sind, das ist das Geheimnis des Bäckers. »Alles Natur«, verkündete einmal ein hübsches Trachtenmädchen im Auftrag des Großbäckers Lang auf Plakatwänden in Stuttgart. Die Maid lachte herzig, sie hielt ein knuspriges Brot in der Hand. Das Brot sei ganz natürlich, sagt Max Lang, der Chef der Kette mit 100 Filialen und einem Umsatz von 25 Millionen netto. (Slogan: »Zum Bäcker Lang lohnt jeder Gang«). Doch Obacht: Das ist nicht so zu verstehen, dass nun alles pure Natur oder gar »Öko« sei beim Bäcker Lang. Er verwende zwar für einige Backwaren Öko-Mehl von Demeter, und das Demeter-Logo prangt außen an seinen Filialen. Und er wirbt sogar mit der Behauptung er sei »Stuttgarts einzige Demeter-Bäckerei«. Demeter, das ist bekanntlich der Mercedes unter den Ökos, mit den strengsten Regeln, der umfassendsten Ideologie, dem besten Ruf.

Demeter-Bäckerei, das klingt natürlich stark.

Vielleicht ein bisschen zu stark. Denn wenn man den Chef fragt, wie viel er davon backt, dann räumt er ein, dass es nur drei Vollkornbrote von insgesamt 120 Artikeln seien, insgesamt 3 Prozent seines Mehlverbrauchs von 20 Tonnen am Tag seien Demeter. Der Bio-Anteil insgesamt liege bei 5 Prozent.

Stuttgarter Bio-Freunde wissen, dass es eine andere Bäckerei gibt, die 100 Prozent Demeter-Getreide verarbeitet, nach Firmenangaben täglich 23 Brotsorten und 60 Sorten Brötchen, Kuchen, Kleingebäck verkauft, alles Demeter, mithin eher die einzige Demeter-Bäckerei sei – aber der Firmensitz liegt kurz hinter dem Stuttgarter Flughafen, in einer kleinen Landgemeinde. »Das sind keine Stuttgarter«, beharrt Großbäcker Lang: »Das ist ein feiner Unterschied zwischen Stadt und Land.«

Sein Back-Imperium ist also zu 95 Prozent Nicht-Bio, sogar zu 97 Prozent Nicht-Demeter. »Stuttgarts einzige Demeter-Bäckerei« – die Behauptung ist also zu 97 Prozent falsch.

Und so richtig pure Natur ist es auch nicht, was sein kleines Back-Imperium produziert. Denn ein Öko ist Bäcker Lang nicht. Mit dem Reklamespruch wolle er nur sagen, dass er »die Grundstoffe der Natur« nimmt: Mehl, Wasser, Hefe, Salz und Sauerteig, sagt Bäcker Lang.

Die berüchtigten Backmittel, chemische Hilfen, die verwende er, sagt Bäcker Lang, grundsätzlich nicht. Nur im Ausnahmefall, also bei Tafelbrötchen, Mohnbrötchen, Sesambrötchen, Fitnessbrötchen, Laugenbrezeln, Laugenbrötchen zum Beispiel. Das Plakat mit dem netten Mädchen und dem knackigen Spruch »Alles Natur« findet Max Lang gleichwohl »absolut korrekt«. Schließlich habe das Mädchen ja unübersehbar ein Brot in der Hand und keine Tafelbrötchen, Mohnbrötchen, Sesambrötchen …

Beim täglichen Brot zeigt sich der Konflikt zwischen Natursehnsucht und dem unaufhaltsamen Trend zur Industrialisierung am deutlichsten. Das tägliche Brot ist immer noch das Nahrungsmittel, von dem die Bürger am meisten essen: Rund 80 Kilo verzehren die Deutschen alljährlich inklusive Brötchen. Doch vom Bäcker kommt das immer seltener. Denn der echte Bäcker ist vom Aussterben bedroht. Immer mehr Großbetriebe, immer mehr Backfabriken, immer mehr Filialkonzerne produzieren und vertreiben das Backwerk.

Der Trend zum Fabrikmäßigen hat zur Folge, dass für die Herstellung des Erzeugnisses und die Rohstoffe immer weniger Geld aufgewendet wird. Nach Angaben des Verbandes der Großbäckereien schlagen vor allem die Vertriebskosten zu Buche, die Transportkosten, die Mieten für die Filialen und die Personalkosten. Allerhöchstens 20 Prozent müssten für den Einkauf von Rohstoffen aufgewendet werden. Beim Bauern schließlich, so hat der Deutsche Bauernverband ausgerechnet, kommen von jedem Euro, den der Kunde beim Bäcker lässt, nur 4 Cent an.

Einen wichtigen Anteil nehmen die verschiedenen Zutaten aus dem Labor ein: chemisch, synthetisch oder auch biotechnisch hergestellte Zutaten, die das industrielle Backen erleichtern, dabei aber das Erzeugnis wie ein Brötchen erscheinen lassen sollen. Ohne die, sagt Bäcker Lang, sei ein Laugenbrötchen heute gar nicht mehr herzustellen.

Die Kundschaft ist von den Hilfsmitteln nicht immer begeistert. Heute nehmen, wie die Großbäckereien stolz vermelden, die Konsumenten das industrielle Backwerk in zunehmender Zahl an. Der Großstadtbewohner hat angesichts der zahlreichen Filialen in der City kaum eine Chance, den Investment-Bäckern zu entkommen. Und auch um die fragwürdigen Backzutaten kommt man kaum herum: Nach Einschätzung des Bundesgesundheitsministeriums gibt es in ganz Deutschland kaum noch einen Bäcker, der bei den Brötchen ohne Backmittel arbeitet.

Die Bäcker versuchten, als die Kritik daran zunahm, mit einer Werbekampagne ihre wundersamen Mischungen als Segen der Natur zu verkaufen. So veröffentlichen sie ein »ABC der Zutaten«, in dem zum Beispiel eine Substanz mit der chemischen Bezeichnung Calciumcarbonat rehabilitiert werden sollte. Dieser Stoff, verkündeten die Bäcker, sei »in der Natur weit verbreitet, z. B. als Marmor«. Das von den Bäckern als Anti-Klumpmittel verwendete weiße Pulver habe also mit Chemie nichts zu tun, es werde »aus natürlichem Kalkstein gewonnen«.

Fragt sich der Laie nur, was das Stein-Zeug im Brot zu suchen hat. Unabhängige Fachleute versichern, das Mittel mit dem chemischen Kürzel $CaCO_3$ sei in einem handwerklich gekneteten Teig gar nicht nötig: Es diene lediglich der maschinellen Verarbeitung. Es ist leider nicht leicht mit der Natur in der Backstube. Manche Zutaten in der Industrie-Bäckerei sind total natürlich, aber dennoch ein bisschen eklig, wie zum Beispiel das vor einigen Jahren in Verruf geratene Cystein. Das sei, schwärmen die Autoren des Backzutaten-Breviers, »ein ganz natürlicher Stoff«, der »in relativ hohen Konzentrationen im menschlichen Körper« vorkomme, »zum Beispiel in den Haaren, in den Finger- und Fußnägeln und im Blut«. Doch was hat so etwas im Brot zu suchen? Es bläst das Brötchen auf, erklären Fachleute und versichern, dass der ehedem aus Menschenhaaren gewonnene Natur-Zusatz fürs Frühstücksbrötchen nach Protesten mittlerweile synthetisch gewonnen wird. So sind die Fortschrittsskeptiker unter den Kunden irgendwie selbst schuld, wenn dann doch wieder Chemie in den Teig kommt.

Selbst Bio-Backwaren enthalten oft Zutaten, die ein Traditionsbäcker niemals einsetzen würde. Die Öko-Bäckereien haben dabei allerdings zuweilen ein zweispältiges Verhältnis dazu. Die Münchner »Hofpfisterei« beispielsweise verkündete öffentlich, ihre Backwaren würden unter »bewusstem Verzicht auf Zusätze hergestellt« – bis im Sommer 2008 die Verbraucherorganisation Foodwatch diese Werbeaussagen stoppte und sie als »astreine Verbrauchertäuschung« brandmarkte. Denn das Backwerk enthielt mindestens 14 zugelassene Zusatzstoffe, darunter Zitronensäure (E 330), dazu Aromen und Verdickungsmittel.

Die Hofpfisterei ist zwar Öko, aber eben eine Großbäckerei. Mit ihren 140 Filialen kommt sie auf etwa 60 Millionen Euro Umsatz im Jahr (Stand 2009). Die Firma ist so erfolgreich, dass auch daran Kritik laut wurde. Denn größte Öko-Bäckerei Deutschlands, exportiert ihr Brot sogar zu den Preußen: von den 20 000 Broten, die wöchentlich in München produziert werden, gehen 2000 auf die Reise nach Berlin.

Da gerät der Öko-Bäcker unter Rechtfertigungsdruck. Er argumentiert mit der »Hausflora« in der Münchner Back-Zentrale: »Unser Natursauerteig gedeiht nur an bestimmten Orten so, wie er jetzt gedeiht«, sagt Friedbert Förster, der Marketingchef. Nun ja: Vermutlich gibt es nicht nur in München diese Flora – schließlich gibt es ja auch andernorts Bio-Bäcker.

Schützenhilfe erhält Förster vom Öko-Institut: Klima-Expertin Jenny Teufel attestiert, »dass eine sehr effiziente zentrale Herstellung weniger Treibhausgase freisetzen kann als ein kleiner lokaler Betrieb mit veralteten Geräten.« Das mag wohl sein. Sicher aber ist auch, dass ein moderner Betrieb, der in der Heimat bleibt, weniger zum Klimakiller wird als der Öko-Konzern mit Expansionsdrang.

Je größer die Produktionsmenge, desto größer ist offenbar auch die Versuchung, zu den Hilfsmitteln aus der chemischen Industrie zu greifen. Auch beim Bio-Großverteiler Aldi kommen überraschende Zutaten ins Backwerk. Die Verbraucherzentrale Hamburg enthüllte 2009, dass die »Bio-Vollkorn-Toastbrötchen« von Aldi-Nord keineswegs die erwartete Vollkorn-Anteile enthalten: »Statt 90 Prozent Vollkornmehl« wie in den Leitsätzen für Brot und Kleingebäck vorgegeben, seien »nur 60 Prozent enthalten«, rügten die Verbraucherschützer, »gestreckt wird mit Weizenmehl, gefärbt mit Gerstenmalzsirup«.

So geht das, wenn es billig sein soll. Da wird die Natur eben ein bisschen manipuliert.

Am besten geht das mit den tollen neuen Hightech-Zutaten. Selbst sie sind schon in Aldis Bio-Gebäck zu finden. Die sogenannten Enzyme beispielsweise, die neuen Helfer mit Vielfachbegabung. Sie sind bei Bäckern besonders beliebt, weil sie die Produktion erleichtern. Diese praktischen Zutaten kommen zumeist von Lieferanten wie den Gentechnik-Pionieren Novozymes, hervorgegangen aus dem dänischen Pharma-Multi Novo Nordisk oder dem niederländischen DSM-Konzern. Sie schaffen die geheimnisvollen Grundlagen für jenen Fabrikationsprozess, der immer noch ein bisschen handwerklich erscheinen soll. Sie ermöglichen, dass jenes Industrieprodukt, das am Ende appetitlich knusperd verzehrt wird, doch noch an das ursprüngliche, echte, handgemachte Backwerk erinnert.

Enzyme kommen auch in der Natur vor, im menschlichen Magen beispielsweise, wo sie beim Verdauen der Speisen mitwirken. Sie können Zellwände niederreißen, Stoffe abbauen, sogar den Schmutz aus dem T-Shirt lösen, weswegen sie in Waschmitteln häufig Verwendung finden. Sie sind aber auch bei der Saftherstellung im Einsatz, denn sie können Orangen verflüssigen, außerdem Früchte zu Marmelade vermatschen. Die industriellen Enzyme werden häufig mithilfe von Schimmelpilzen gewonnen, die neuerdings immer öfter mit Gentechnik auf Höchstleistung getrimmt werden.

Solche Enzyme kauft auch der Bio-Freund, der zu Aldi geht: Die Bio-Croissants des Billighändlers (Packungsaufdruck: »Natur • Natur • Natur • Natur«) enthalten laut Etikett unter anderem »Enzyme«.

Beim Backwerk haben die Enzyme eine Fülle von Aufgaben. Die sogenannten Proteinasen beispielsweise verbessern die »Porung« und die Bruchfestigkeit der Kruste. Die Alpha-Amylase macht die Brotkrume elastischer, verbessert Farbe und Aroma der Maschinen-Erzeugnisse und erhöht zudem das Volumen: Das Backwerk wird schön luftig und erscheint größer.

Schon 1993 fanden Wissenschaftler vom Berufsgenossenschaftlichen Forschungsinstitut für Arbeitsmedizin an der Ruhr-Universität Bochum heraus, dass Bäcker aus Bochum, Dortmund, Essen und anderen Ruhr-Orten, die vermeintlich an einer Mehlallergie litten, mitunter gar nicht aufs Mehl allergisch reagierten, sondern auf ein Enzym, die Alpha-Amylase, die aus dem Schimmelpilz *Aspergillus oryzae* gewonnen wird. Zahlreiche Studien folgten, wobei sich zeigte, dass die allergene Wirkung auch nach dem Backen noch feststellbar war, was den Verdacht nahe legte, so die Forscher im Jahr 2000, dass etwa der »Verzehr von Aufbackbrötchen« ein »Allergierisiko« darstellte. Diese Erkenntnisse sind von großer Bedeutung für die gesamte Branche. Denn die untersuchten 89 Bäcker seien, so konstatierte schon die erste Studie, »repräsentativ für diesen Berufszweig«.

Fast jeder vierte Bäcker, das ergab eine Studie der Bochumer im Jahr 2003, reagiert allergisch auf Backzusätze. Die Forscher hatten die Reaktionen von 93 Bäckern auf Enzyme aus Schimmelpilzen untersucht. Besonders die aus dem Pilz *Aspergillus* gewonnenen Enzyme sind demnach gefährlich: Zwischen 18 und 25 Prozent der 93 Bäcker reagierten darauf allergisch. Die Beschwerden bei solchen Allergien reichen von »Fließschnupfen« über Augenreizungen und Hautreaktionen bis hin zum klassischen Asthma. Für Bäcker waren diese Erkenntnisse alarmierend. Denn tatsächlich verlief die Zunahme der Allergien, vor allem des Bäcker-Asthmas, parallel zu den Erfolgskurven der Backmittel, die häufig Enzyme enthalten.

Doch auch für die Kundschaft kann das enzymbelastete Brot noch unangenehme Folgen haben. Zwar war bislang angenommen worden, dass die Allergie-Aktivität in den Enzymen durch das Backen vernichtet würde, doch wundersamerweise stießen die Forscher auf eine Bäckerin, bei der auch das Enzym-Brot noch unangenehme Folgen hatte. Sie reagierte üblicherweise auf Weizenmehl, Roggenmehl und das Enzym Alpha-Amylase mit heuschnupfenartigen Beschwerden, teilweise sogar Hautquaddeln. Brot allerdings machte ihr nichts aus – sofern es ohne Enzyme hergestellt worden war. Nach dem »Genuss von 120 Gramm Kastenbrot, das ohne Enzymzusatz hergestellt wurde«, zeigte sie jedenfalls »keine Auffälligkeit«, wie das Fachblatt *Getreide, Mehl und Brot* 1995 berichtete. Das Mehl war für sie also, verbacken, keine Risikoquelle. Nachdem sie indessen zu Versuchszwecken 120 Gramm Kastenbrot mit Alpha-Amylase bekam (in einer Dosis von 10 Gramm auf 100 Kilo Mehl), zeigte sie sofort wieder ihre allergischen Symptome. Das, so das Fachorgan *Getreide, Mehl und Brot,* deutete zumindest auf eine »Rest-Allergenwirkung der Amylase im Brot« hin. Eine andere Studie hatte Ähnliches ergeben: Die Mediziner Martin Schata und Wolfgang Jorde aus Mönchengladbach untersuchten 58 Personen, die auf Alpha-Amylase allergisch reagierten. Echtes, nach alter Väter Sitte hergestelltes Backwerk bekam ihnen zumeist gut, nur fünf bekamen auch davon ihre Beschwerden. 47 der 58 Amylase-Allergiker gesundeten bei einer brotlosen Diät. Als ihnen allerdings wieder Brot mit Backmitteln vorgesetzt wurde, reagierten die meisten von ihnen mit den üblichen Leiden. »Die Alpha-Amylase in Backmitteln ist somit auch im Endprodukt für entsprechend sensibilisierte Personen ein potenzielles Allergen.« Die Backmittel-Industrie hingegen bestreitet diesen Zusammenhang.

Die Zutaten-Hersteller haben sich auf die neuen Kunden aus der Bio-Backindustrie schon eingestellt. Die saarländische Firma Carl Ullmann etwa vertreibt ein eigenes Backmittel namens »Öko back Plus«, voll Öko und den Gesetzen gemäß »für anerkannt biologisch-ökologische Backwaren« geeignet. Es enthält laut Prospekt »nur wenige, aber wertvolle Zutaten«, beispielsweise wertvolles »Öko-Lecithin«, das »aus biologischem Sojaöl rein physikalisch gewonnen« wird. »Damit«, preist der Prospekt, »vermeiden wir das sonst übliche Extrahieren mit Leichtbenzin als Lösungsmittel.« Dieses Lecithin schafft eine gewisse Gemeinsamkeit zwischen den aufrechten Öko-Bäckern und den verpönten Tütenverwendern. So ähneln sich auch die Reklamesprüche ein wenig, wenngleich manche der Öko-Lieferanten an den Werbetexten sparen. Die Firma MH Bioback hat sich der Ökologie verschrieben, so lässt sie in ihrem Prospekt verlauten: »Die gesunde Ökologie und die schmackhaften Gebäcke haben als Thema breites Interesse geweckt, zumal es einen zukunftsweisenden Hintergrund hat.« Die Firma nimmt für ihre Backmittel den »natürlichen Emulgator Lecithin«, wegen offenkundiger Vorzüge: Bioback Plus verbessere »die Maschinenfreundlichkeit. Die Teige werden wolliger, dadurch laufen sie auf Anlagen besser«. Und: Es erhöhe die Lagerfähigkeit. »Die erhöhte Wasseraufnahme fördert die Lagerfähigkeit bei TK Ware.«

Maschinenfreundlichkeit, Tiefkühlprodukte: Der Sound nähert sich dem Vokabular der ganz normalen Nahrungsproduzenten. Und die ganz normalen Nahrungsproduzenten lernen schnell, dass es gar nicht so schwer ist, den Öko-Sound aufzulegen, ein paar Bio-Rohstoffe zu bestellen und dann im Hochpreis-Premium-Segment mitzuspielen.

Die Firma Aurora (»mit dem Sonnenstern«), die nun nicht zur engeren Bio-Gemeinde zählt, preist in futuristisch gestaltetem Hochglanzprospekt im Star-Trek-Design ihr »Brot-Lecithin«. Der Aurora-Texter neigt eher zum Wissenschaftlichen: »Spezielle Lecithinfraktionen ermöglichen die Bildung von wasserspeichernden Liposomen«, die bildeten zusammen mit gewissen Mehlbestandteilen »einen elastischen Komplex, der das Altbackenwerden der Backwaren verzögert«. Außerdem führe dieser Komplex »zu wolligen Teigen mit einer exzellenten Maschinengängigkeit«. Zudem hat sogar das Aurora-Erzeugnis einen gewissen Öko-Anteil, nämlich »extrudierte Apfelfasern aus ökologisch angebauten Äpfeln«, die »binden Wasser und unterstützen die Frische-Garantie«.

Schon sehen die alten Öko-Pioniere ihre Felle davonschwimmen und suchen nach den Unterschieden zwischen »echten« und »falschen« Bio-Bäckern. »Inzwischen«, weiß das Fachblatt *Schrot & Korn*, »greifen immer mehr echte und falsche Biobäcker nach Soja-Lecithin.« Viele von ihnen haben offenbar das gleiche Ziel wie die herkömmlichen Bäcker: Sie wollen einfach einen gut maschinengängigen Teig, der sich ordentlich aufbläst und ein Backwerk ergibt, das sich möglichst lange verkaufen lässt. Gerade damit allerdings sind strenge Naturköstler auch nicht einverstanden. Denn Soja-Lecithin ist, wie das Öko-Blatt *Schrot & Korn* in Erfahrung gebracht hat, nach Meinung von kritischen Branchenexperten schlicht »ein überflüssiges Produkt«. Handwerks-Bäcker kämen gut ohne es aus. Überdies birgt dieses Lecithin nach Ansicht der Öko-Puristen von *Schrot & Korn* die Gefahr, dass es just jener Technologie zum Erfolg verhilft, die nach allgemeinem Konsens in der Bio-Szene Teufelszeug ist. Denn weil ökologisch angebautes Soja zur Lecithin-Gewinnung zusehends knapp wird und »weil es auf Dauer am billigsten ist, Soja-Lecithin in großem Stile in riesigen Fermentern herzustellen«, sei dieses, so meinen die Experten von *Schrot & Korn*, »ein ideales Einfallstor für die Gentechnik«. Bei Untersuchungen des Chemischen und Veterinäruntersuchungsamtes (CVUA) Freiburg 2003 bis 2008 war etwa ein

Drittel aller Sojaprodukte, darunter auch Lecithin, mit Spuren von genverändertem Material verunreinigt – wenn auch in geringen Mengen unter 0,1 Prozent.

Doch womöglich gibt es einen Ausweg, selbst für Bio-Produzenten: Wenn Gentechnik auch für Öko-Erzeugnisse zugelassen wird, ist das Nachschubproblem gelöst. Ganz legal. Entsprechende Gesetzesvorschläge lagen schon auf dem Tisch, in Amerika. Sie wurden abgelehnt. Fürs Erste. Doch Gen-Konzerne wie Monsanto nähern sich gleichwohl der Sphäre der Naturkost.

11. Der Duft des Dorfes
Die Zukunft der Natur

Gentechnik und Bestrahlung für Bio-Produkte? | Monsantos missionarischer Eifer für Hightech-Nahrung | Pestizide und der Massenselbstmord von 150 indischen Bauern | Der Kampf zweier Linien | Wie sieht sie aus, die Zukunft der Welternährung?

Der Mann dort im Anzug hat ein gutes Gespür für Trends: Matthias Zeitler, der Manager von »Gold-Ei«, früher auch »Ländli-Ei« und »Körnli-Ei« (Seite 20). Auch er nimmt an der Messe Food Ingredients teil. Allerdings nicht am Stand eines Müsli-Unternehmens, sondern bei Monsanto, dem führenden Hightech-Agro-Unternehmen der Welt. Er hat nämlich neben den Eiern mit dem Natur-Touch auch noch solche aus der Hightech-Sphäre anzubieten: die neuen Gesundheits-Eier. Die enthalten besonders viele mehrfach ungesättigten Fettsäuren (PUFAS, Polyunsaturated Fatty Acids) und sollen deshalb besonders gesund sein, gegen Herzleiden und Rheuma helfen, gegen Verkalkung, ja sogar Krebs.

Man ist darauf gekommen, weil die Eskimos in Grönland so selten Herzinfarkt bekommen. Die essen häufig fetten Fisch, Hering und Makrelen, mit vielen PUFAS. Nun könnte der Mitteleuropäer gleichfalls fetten Fisch essen, doch das wäre zu einfach. Die Firma Monsanto hat ein etwas umständlicheres, aber ungleich profitableres Verfahren entwickelt: Sie gewinnt die PUFAS aus Algen, in riesigen Tanks bei San Diego. Diese PUFAS werden wiederum den Hennen auf Herrn Zeitlers Farmen ins Futter gemischt, und deren Eier sind dann fast so gesund wie die Fische der Eskimos.

Die Doppelstrategie von Herrn Zeitler ist pfiffig: Auf der einen Seite nimmt er den Natur-Trend auf, gibt seinen Eiern schöne ländliche Namen und eine heimelige Briefkastenadresse als Herkunftsort. Gleichzeitig sucht er sich die Partner, die die Zukunft im Griff haben. Und da ist die Firma Monsanto die allererste Adresse. Monsanto ist die Speerspitze der Innovation, sie steht für Hightech-Lebensmittel und Zukunftsoptimismus.

Zeitlers Gold-Ei ist nach eigenen Angaben Marktführer in Bayern, Baden-Württemberg, Rheinland-Pfalz, Saarland, Hessen, Thüringen und

Sachsen – und verfolgt auch in Sachen Glück des Huhnes eine Doppelstrategie. Auf der einen Seite gibt es Bio-Eier. Auf der anderen Seite ist die Firma von Herrn Zeitler ganz begeistert von der Käfighaltung.

Noch 2009, als das Verbot der Käfighaltung in Deutschland längst beschlossene Sache war, bekannte sich Gold-Ei als entschiedener Befürworter dieser überholten und umstrittenen Form der Hühnerhaltung: »Frisch aus der Heimat« nannte die Firma ihre Quäl-Eier, und warb ausdrücklich dafür: »Die konventionelle Käfighaltung ist in Deutschland noch im Rahmen einer Übergangsregelung bis Ende 2008, in Ausnahmefällen bis Ende 2009 erlaubt. Hygiene, Tiergesundheit und Ei-Qualität sind in dieser Haltungsform optimal.«

Herrn Zeitlers Doppelstrategie ist ein schönes Beispiel für die Frage, in welche Richtung sich die Lebensmittelerzeugung im dritten Jahrtausend entwickeln wird: zur naturgemäßen Wirtschaftsweise, die auf Chemie verzichtet und vielen Menschen die Möglichkeit bietet, Lebensmittel umweltschonend herzustellen, kleinen Bauern, die überall auf dem Globus gesunde, wertvolle Früchte ernten und ihren Nutztieren ein artgemäßes Leben ermöglichen, oder aber zur Hightech-Produktion, bei der hochprofitable Tierfabriken Fleisch in Massen erzeugen und bei der riesige Fabriken überall auf der Welt gewinnträchtige Rohstoffe produzieren – für eine Lebensmittelindustrie, die auf dem höchsten Stand der Technik und nach dem neuesten Stand der Wissenschaft den Gesundheitsnutzen der Kost in Dosen optimiert.

In Deutschland bekam der Öko-Sektor nach der BSE-Krise um die Jahrtausendwende Aufwind, Verbraucher schwenkten um in Richtung Naturkost, die Politik hub an zur »Agrarwende«, selbst die Brüsseler Eurokraten gelobten, künftig mehr Rücksicht auf die Natur nehmen zu wollen. Jedoch: Machtvolle Interessen stehen dagegen, ein bislang sehr erfolgreiches Geflecht aus Agro-Business, Food-Industrie, Chemieindustrie, Bauernfunktionären, Supermarktketten – und die ihnen nahe stehenden Professoren aus den einschlägigen Fakultäten sowie die Beamten aus den zuständigen Ministerien. Alle hatten bislang harmonisch zum gegenseitigen Vorteil zusammengewirkt, und sie zeigten keinerlei Neigung, nun plötzlich den Gesinnungswechsel zu vollziehen und zu Öko-Aposteln zu konvertieren. So scheint es manchmal, als ob die Hightech-Variante die erfolgreichere sein wird. Sie hat die besseren Verbindungen, sie hat mehr Geld, mehr Macht, mehr Einfluss bei den entscheidenden Stellen. Auf der anderen Seite sieht es so aus, als ob die Öko-Version die zukunftsfähigere sei, weil sie die Natur und das Klima schont, für Bauern billiger ist und besser für die Ernährung vor allem der Armen auf der Welt.

Welche der beiden Versionen sich durchsetzt, hängt von vielen Faktoren ab. Dabei geht es für die Konsumenten um Gesundheit und Wohlbefinden, für die Weltbevölkerung um Nahrungssicherheit und Schutz des Klimas. In erster Linie aber geht es um In dieser Frage um Interessen, um die Frage, welche Interessensgruppe die mächtigere ist, welche die einflussreicheren Professoren um sich scharen kann, die bessere Presse hat, mehr Werbung betreibt, bei den Regierenden bessere Lobbyarbeit betreibt. Es geht, kurz gesagt, ums Geschäft und um die Macht.

Über Jahrzehnte hat der agro-industrielle Komplex, die Agro-Multis und Food-Konzerne, die Szene dominiert – und daher auch einen großen Vorsprung beim Sponsoring für Professoren, Lobbyarbeit in der Politik, Public Relations. Die Gesetzgebung, die Presse, die Wissenschaft – alles steht unter dem Einfluss dieser Kreise. Es ist daher unwahrscheinlich, dass die Nahrungsproduktion weltweit grün, bio, öko wird.

Es wird ein Kampf zweier Linien sein.

In China, jenem Land, das für die Zukunft der Welternährung von wachsender Bedeutung ist, ist die Hightech-Variante auf dem Vormarsch – aber die Öko-Version zugleich. »In China ist Öko nichts Neues«, titelte 2007 die regierungsamtliche Zeitung *China Daily*, und bezog sich auf einen chinesischen Öko-Manager, der sagte: »Biologische Landwirtschaft ist nichts Neues in der chinesischen Agrikultur. Wir machten das schon vor Tausenden von Jahren, jetzt gehen wir zurück auf diese Traditionen, aber mit modernen Technologien.«

Auf der anderen Seite hat die chinesische Regierung schon 2004 die Zulassung für genmanipuliertes Soja von Monsanto erteilt. Die Firma, für Naturfreunde das Feindbild Nr. 1, hat längst ihre Filialen in China eröffnet, eine Repräsentanz und drei weitere Niederlassungen in Peking sowie elf weitere Ableger in sieben chinesischen Städten. Mitunter hat sie zwar eine schlechte Presse, das Image beim Publikum lässt bisweilen zu wünschen übrig. Aber dank hoch bezahlter Fachkräfte kann die Hightech-Fraktion die öffentliche Meinung für sich einnehmen. Monsanto ist auch da ein schönes Beispiel:

Der Konzern hat oft schon Wege gefunden, widerstrebenden Mitmenschen Dinge nahe zu bringen, von denen sie zu Anbeginn vielleicht gar nicht so begeistert sind.

Beispiel Gentechnik: Da hat die Firma schon früh kräftig investiert. Monsanto hat die Firma Calgene übernommen, die die gentechnisch manipulierte Anti-Matsch-Tomate »Flavr Savr« erfunden hat. Monsanto hat gentechnische Verfahren entwickelt, mit denen der hauseigene Süßstoff »NutraSweet« hergestellt werden kann. Und auch das gentechnisch erzeugte Rinder-Hormon BST, das die Kuh zur Turbo-Kuh macht, ist von Monsanto entwickelt worden. Monsanto hat schließlich die genmanipulierte Sojabohne erfunden, die gegen das hauseigene Unkrautgift Roundup immun ist.

Roundup ist nach Firmenangaben in 130 Ländern zugelassen und gehört zu den meistversprittzen Pflanzengiften weltweit. Damit nicht genug. Für über 200 Millionen Dollar hat Monsanto die Kapazitäten seiner Fabriken in Australien, Belgien, Brasilien, China, Indien, Indonesien und den USA ausgebaut. Monsanto, so die *Frankfurter Allgemeine Zeitung*, »katapultiert die Landwirtschaft rund um den Globus in eine neue Ära«, indem sie »in rascher Folge« immer neue Gentech-Erzeugnisse auf den Markt wirft. Mit den Gen-Produkten verfolgt Monsanto durchaus »altruistische Ziele«, verkündete auf dem Höhepunkt des Gen-Feldzuges der damalige Firmenchef Bob Shapiro. Den Monsanto-Boss erlebte der Reporter von der *Frankfurter Allgemeinen Zeitung* als »einen asketisch wirkenden Endfünfziger«, »in dessen Augen gelegentlich missionarischer Eifer aufblitzt«. Shapiro will die Umwelt schonen, ja sogar den Menschen ein besseres Leben ermöglichen, indem er an der Erbsubstanz der Pflanzen und Tiere gewisse Veränderungen anbringt und so gesündere Nahrungsmittel erzeugt.

Eine Kennzeichnung der genmanipulierten Erzeugnisse lehne die Firma Monsanto ab, sagt der Leiter der Agrarabteilung dem Reporter der *Frankfurter Allgemeinen Zeitung*: »Dahinter stehe die politisch motivierte Absicht, die Biotechnologie unrentabel zu machen.« Manchmal muss man, leider, die Menschen zu ihrem Glück zwingen. Sie sind ja, zumindest in Europa, mit überwältigender Mehrheit gegen die genveränderten Lebensmittel.

Auf solche negativen Stimmungen reagieren die Gen-Produzenten sehr professionell. Pionier Monsanto beispielsweise engagierte die Public-Relations-Firma Burson-Marsteller. Burson-Marsteller ist die weltgrößte PR-

Agentur mit 71 eigenen und 58 angeschlossenen Büros in 59 Ländern. 1985 lag der Umsatz bei 100 Millionen US-Dollar, 1992 bei 200 und im Jahr 2000 bei 300 Millionen Dollar. Im Jahr 2008, dem besten der Firmengeschichte, waren es weltweit 400 Millionen US-Dollar (knapp 300 Millionen Euro). Seit 2006 zählt auch die deutsche Lufthansa dazu.

Auf der anderen Seite hat die Firma allerdings auch keinen Mangel an Klienten, deren öffentliches Ansehen ein bisschen verbesserungsbedürftig ist: In den 70er- und 80er-Jahren half sie der faschistischen Junta in Argentinien, ausländische Investoren anzulocken. Auch die nigerianische Regierung konnte während des Biafra-Krieges auf die PR-Hilfe von Burson-Marsteller bauen, ebenso der international nicht sehr angesehene rumänische Diktator Nicolae Ceaușescu. Zu den Referenzen gehören auch die Verursacher weltberühmter Umweltkrisen: Burson-Marsteller half dem Chemiekonzern Union Carbide während der Tragödie im indischen Bhopal. Und sie half dem Ölkonzern Exxon bei der Krisenbewältigung, nachdem der Tanker Exxon Valdez havariert war und hässliche Fernsehaufnahmen von ölverschmierten Wasservögeln das Bild der Firma beschmutzt hatten. Burson-Marsteller sollte die PR-Krise nach dem Tankerunglück analysieren, zwecks eines besseren medialen Erscheinungsbildes bei künftigen Katastrophen. Dass seine Firma häufig in »kontroversen Situationen« engagiert wird, liegt für Unternehmensgründer Harold Burson »in der Natur unseres Geschäfts«. Unmoralisch findet er dies nicht: »Da gibt es keine Zauberei, da gibt es keine Manipulation.« Über die Bewertung der Klienten und Konfliktfälle entscheide schließlich das Publikum.

Auch für Monsanto war Burson-Marsteller schon früher erfolgreich tätig gewesen, bei der Einführung des gentechnisch erzeugten Rinderhormons BST, das die Kühe zu gesteigertem Milchausstoß veranlasst. Monsanto träumt davon, auch irische und Allgäuer Kühe so zu pushen, doch die Europäische Union sträubt sich gegen die Zulassung des Turbo-Hormons. Es hat ja auch keinen großen Sinn, die europäischen Milchseen durch Hormonpräparate für Kühe noch weiter zu vertiefen, wo die Bauern sie schon jetzt mit importiertem Kraftfutter zu Hochleistungen anheizen, nur um anschließend dafür bestraft zu werden, mit Millionenbeträgen, die für die Überschreitung der Quoten fällig werden. Doch es ist nicht sicher, ob die europäischen Behörden die US-Turbopräparate abwehren können. Denn es fällt immer schwerer, auf demokratischem Wege Gesetze und Vorschriften zu erlassen, die den Wünschen der Menschen im Lande entsprechen. Nicht die gewählten Politiker setzen um, was Volkes Wunsch und Wille ist. Die Welthandelsorganisation WTO legt fest, was erlaubt und was verboten ist. Denn sie befindet darüber, was im freien Welthandel als verbotenes Hindernis gilt und also nichtig ist, auch wenn es nationale Parlamente für wichtig und richtig erachten. Die Welthandelsorganisation entscheidet über die Milch-Hormone ebenso wie über Mast-Hormone, die US-Fleischkonzerne ihren Bullen gern geben. Die Welthandelsorganisation entscheidet, ob amerikanische »Schmuddelhähnchen« *(die tageszeitung)* auf europäische Teller kommen – Broiler, die in einer stinkenden Brühe gebadet und vor dem Abpacken kurz in Chlorlösung getaucht werden. Und die Welthandelsorganisation entscheidet auch, wie mit Gentechnik verfahren werden soll. Dabei kämpft die US-Regierung vehement gegen strenge Standards. Sie sei »höchst unzufrieden« über solche »Handels- und Investitionsbeschränkungen«, rügte die US-Handelsbeauftragte Charlene Barshefsky. Sie beklagte die »allgegenwärtige Diskriminierung«, so die *Neue Zürcher Zeitung,* als es in der Welthandelsorganisation um die europäische Forderungen zur Kennzeichnung genmanipulierter Produkte ging.

Die Welthandelsorganisation stützt sich bei ihren Entscheidungen auf den Sachverstand eines global zuständigen Gremiums, der Codex-Alimentarius-Kommission. Sie ist gewissermaßen die Weltregierung in Sachen Lebensmittel und formuliert eine Art Globalgesetz, jenen Codex Alimentarius. Er setzt die Standards, die weltweit gelten, bei Giftrückständen, bei der Hygiene, bei Zusatzstoffen, Etikettierungsvorschriften. Seit der freie Welthandel zum obersten Leitmotiv der globalen Politik geworden ist, nutzen nationale Regelungen wenig, wenn die Sachverständigen vom Codex Alimentarius anderer Meinung sind. Besonders viel Sachverstand ist natürlich in Firmen wie Nestlé oder Coca-Cola vorhanden, besonders wenig Geld andererseits bei Verbraucherorganisationen und Bio-Bauernverbänden. Deswegen ist der Sachverstand manchmal ein bisschen ungleichmäßig verteilt, wenn die Codex-Gremien tagen, in Genf, Mexico City, Washington oder Sydney und die stimmberechtigten Regierungs-Delegierten aus den Codex-Mitgliedstaaten auf den Rat der (nicht stimmberechtigten) mitreisenden Sachverständigen angewiesen sind. Der Codex, der gemeinsam von der Welternährungsorganisation FAO und der Weltgesundheitsorganisation WHO getragen wird, hat auch Regeln für die Bio-Produktion aufgestellt – und sich dabei an die europäischen Standards und die Normen des Weltökoverbandes IFOAM angelehnt. Damit ist sichergestellt, dass weltweit bei Bio-Produkten beispielsweise keine Gentechnik zugelassen wird. Die Praxis des Codex Alimentarius lässt allerdings auch erahnen, dass es in Zukunft bei der zweigeteilten Lebensmittelproduktion bleiben wird: Auf der einen Seite der kleine, feine Bio-Bereich, in dem strengere Regeln gelten und naturnah produziert wird, jedenfalls auf der Ebene der Landwirtschaft. Und auf der anderen Seite die Sphäre der industriellen Massenproduktion, des Agro-Business, der fabrikmäßigen Weiterverarbeitung, des globalen Handels, jene Sphäre, in der die Praktiken der globalen Food-Konzerne dominieren. Auf die »Agrarwende« im großen Stil deutet da nicht viel hin. Auch ein neuer Umgang mit der Natur ist in dieser Sphäre, wo die Gesetze von »Big Food« gelten, dem agro-industriellen Komplex, nicht zu erwarten.

Der »Agrarsektor gehört inzwischen zu den größten Widersachern der Natur«, schrieb die *Süddeutsche Zeitung* schon 1997 zum Abschied des langjährigen deutschen Bauernpräsidenten. Der verdiente Agrarunternehmer und Verbandsfunktionär, mit ausführlichem Namen Constantin Bonifatius Hermann Josef Maria Freiherr Heereman von Zuydtwyck, riet den Seinen zum Beharren: »Wenn die klug sind, wird sich nichts ändern.« Seinen Sitz im Aufsichtsrat des Chemiekonzerns Bayer behielt er auch nach seinem Abgang als Bauern-Boss bei. Es sieht ganz so aus, als ob seine Getreuen den Rat befolgten. Sie sind ebenfalls oft sehr direkt mit dem Interessengeflecht des Agro-Business verbunden, in dem sich Agrarier, Chemiefirmen, landwirtschaftliche Verbände, staatliche Behörden, wissenschaftliche Gremien, oft auch Lebensmittelhandel und manchmal auch Medien auf das Engste verbinden.

Der Naturschutzbund hat Ende 2001 eine umfangreiche Datenbank zusammengestellt, in der diese Verflechtungen detailliert nachgezeichnet werden (www.nabu.de/landwirtschaft/datenbank.htm). Ein besonders eindrucksvolles Beispiel ist jener Wilhelm Niemeyer, der als Bauernfunktionär während der BSE-Krise in Deutschland in Talkshows Dauergast war und dort als besonders betonköpfiger Hardliner auftrat, dem an einer Änderung der Verhältnisse auch in dieser schweren Zeit nicht sehr gelegen war. Niemeyer ist nicht nur Bauernfunktionär und der Branche auch in vielen anderen Funktionen verbunden, selbst übers Fernsehen wachte er, jedenfalls über das ZDF – wie aus der Naturschützer-Datei hervorgeht. Unter dem Stichwort »Wilhelm Niemeyer, Präsident des Bauernverbandes ‚Landvolk Niedersachsen'« vermerkt die Datenbank:

»Der Präsident des Landvolkes Niedersachsen mit Sitz in Hannover besitzt, so scheint's, reichlich Kompetenz in der Vermarktung von Agrarprodukten. Bei der ‚Centralen Marketing-Gesellschaft der deutschen Agrarwirtschaft (CMA) GmbH' in Bonn ist er Mitglied des Aufsichtsrates. Der ‚Akademie für Agrar-Marketing' in Osnabrück gehört er als Kuratoriumsmitglied an. Als Vorsitzender des Vorstandes achtet er in der ‚Marketinggesellschaft für niedersächsische Agrarprodukte' mit Sitz in Hannover darauf, dass die Landwirtschaft Niedersachsens nicht zu kurz kommt. Darüber hinaus lenkt Niemeyer als Vorsitzender die Geschicke des ‚Bundesmarktverbandes für Vieh und Fleisch' in Bonn. Damit das Thema Landwirtschaft in den Medien angemessen dargestellt wird, hat Wolfgang Niemeyer einen Sitz im ‚ZDF-Fernsehrat', dem obersten Kontrollgremium für das Zweite Deutsche Fernsehen. Damit beim ZDF alles mit rechten Dingen zugeht, ist Niemeyer auch Mitglied im ‚ZDF-Ausschuss für Finanzen, Haushalt und Werbefernsehen' sowie im ‚Richtlinien- und Koordinierungsausschuss' des ZDF. Selbstverständlich ist Landvolkpräsident Niemeyer auch im ‚Deutschen Bauernverband (DBV)' fest verankert. Als Vizepräsident des DBV, aber auch im ‚DBV-Fachausschuss Schweinefleisch', dessen Vorsitzender er ist. Überdies gehört er selbstverständlich dem ‚Verbandsrat' des DBV an. Seine lokale Verankerung hat Niemeyer beim ‚Landvolk Osnabrück'. Hier ist er Kreisvorsitzender.

Als ehemaliger Vorsitzender der inzwischen aufgelösten ‚Aktionsgemeinschaft Deutsches Fleisch (AGF)' hat er maßgeblich die Fusion der AGF mit der ‚Fördergemeinschaft Integrierter Pflanzenbau (FIP)' zur ‚Fördergemeinschaft Nachhaltige Landwirtschaft (FNL)' mitbetrieben. Auf europäischer Ebene verfolgt er die Interessen der niedersächsischen Schweinezüchter im ‚Beratenden Ausschuss Schweinefleisch' der EU-Kommission.

Bei all diesen Aktivitäten ist es nahe liegend, dass Wolfgang Niemeyer auch dem obersten Kungelkonklave, dem ‚Zentralausschuss der deutschen Landwirtschaft', angehört.

Seine Verbindungen in die Wirtschaft sind zahlreich: Bei der ‚Agra Europe GmbH' sitzt er dem Aufsichtsrat vor. Bei der ‚CG Nordfleisch AG' mit Sitz in Hamburg ist er zum einen Aufsichtsratsvorsitzender und zum anderen Vorsitzender des Landwirtschaftlichen Beirates. Bei der ‚Europäischen Warenterminbörse Beteiligungs AG' in Warberg/Hannover ist er Vorsitzender des Aufsichtsrates. Bei der Firma ‚LAND-DATA Gesellschaft für Verarbeitung landwirtschaftlicher Daten GmbH' in Visselhövede gehört er dem Aufsichtsrat an. Bei der ‚Landeszentralbank (LZB) in der Freien Hansestadt Bremen, in Niedersachsen und Sachsen-Anhalt' mit Sitz in Hannover ist Niemeyer Mitglied des Beirates. Der ‚Landwirtschaftlichen Brandkasse Hannover' (VGH-Versicherungsgruppe) dient der Landvolkpräsident als beratendes Mitglied des Aufsichtsrates und bei der ‚Landwirtschaftlichen Rentenbank' in Frankfurt ist er stellvertretender Vorsitzender des Verwaltungsrates. Bei der ‚Raiffeisen Central Genossenschaft Nordwest e. G. RCG' in Münster ist Niemeyer Vorsitzender des Genossenschaftsbeirates und bei der ‚Raiffeisen Hauptgenossenschaft Nord' immerhin Mitglied des Beirates. Der ‚Vereinigten Tierversicherung Gesellschaft a. G.' (R&V-Versicherungsgruppe) schließlich dient Niemeyer als Mitglied des Aufsichtsrates.«

Ökologie, Naturkost, Agrarwende: Solches führen Agrarfunktionäre dieses Typs nicht unbedingt als Allererstes im Schilde. Auch der deutsche Ober-Bauer Gerd Sonnleitner weiß wohl, dass die Naturliebhaber unter den Agrariern, die konsequenten Biobauern, eher eine Randgruppe sind. Zwar lässt sich Sonnleitner schon mal bei einem Kongress von Öko-Bauern blicken, beispielsweise bei der Grünen Woche im Januar 1998 in Berlin. Doch er verlangt andererseits den forcierten Einsatz der Gentechnik in der Landwirtschaft (»Wir müssen Genfood offensiv angehen«). Und er nimmt auch die Großen im Agro-Business in Schutz und wehrt sich öffentlich dagegen, dass »Kapitalgesellschaften auf dem Lande« als »Agrarfabriken diskriminiert« werden.

Die Kapitalgesellschaften müssen für ihre Rendite nicht immer selbst sorgen. Denn sie genießen europaweit besondere staatliche Förderung: Die profitabelsten 20 Prozent der landwirtschaftlichen Betriebe erhalten 80 Prozent der Zuwendungen aus Steuergeld. »Den Reibach machen Großagrarier«, kritisiert die vornehme *Zeit*, »Kleinbauern und Landarbeiter gehen leer aus«. Diese Kapitalgesellschaften genießen das schöne Privileg, dass sie ihre Risiken nicht immer selbst tragen müssen, sondern wenn einmal schmerzliche Verluste drohen, auf das Geld des Steuerzahlers zurückgreifen dürfen. So können sie sich auch riskante Produktionsweisen leisten, die mitunter schon mal Totalverlust zur Folge haben. Für BSE-Folgekosten mussten die europäischen Steuerzahler schon von 1996 bis 1998 nach Expertenschätzungen 5 Milliarden Euro aufbringen. Weitere Milliarden wurden in der Folge der Massenschlachtungen der nächsten Jahre fällig. Die Schweinepest kostete die EU-Bürger allein 1997 schätzungsweise 6,1 Milliarden Euro. Nach der wundersamen Logik des Agro-Geschäfts muss der Kunde die Steaks und Bratenstücke, die er nicht haben möchte, eben trotzdem bezahlen. So kann die Agro-Branche fehlerbehaftete Produktionsweisen wie etwa die industrielle Aufzucht von Schweinen und Rindern, die immer wieder zur Verbreitung von Krankheitserregern führt, unbeirrt weiter praktizieren, weil die teuren Folgen sie nicht berühren. Die hartnäckige Aversion der Bürger gegen die Gentechnik bleibt ebenfalls seltsam folgenlos im demokratischen Europa.

So unterhält der Steuerzahler Heerscharen von Wissenschaftlern, die im Agrarischen forschen – aber sich nicht sehr dafür interessieren, was der Geldgeber wirklich wünscht. 5000 Agrarwissenschaftler forschen in Deutschland, davon 3000 an Hochschulen und 2000 in Institutionen außerhalb der Universität. Den Bundesforschungsanstalten des Landwirtschaftsministeriums stehen pro Jahr 250 Millionen Euro zur Verfügung, der privaten Agrarforschung der Industrie und der Pflanzenzüchter noch einmal 400 Millionen. Die Forscher freuen sich, dass sie »durch die Bio- und Gentechnik Auftrieb erhalten« haben, sagt der Kieler Ernährungswissenschaftler Professor Joachim von Braun.

Auch die diversen Skandale und Lebensmittelkrisen um BSE oder Dioxin haben die Agro-Professoren nicht auf Natur-Kurs gebracht. Die »Hinwendung zum ökologischen Landbau als Leitbild für die Zukunft der Landwirtschaft« sei ganz und gar verfehlt, kritisierte Anfang 2001 eine Gruppe von 42 Professoren um den Göttinger Agrarökonomen Stefan Tangermann. Eine höhere Förderung des Öko-Landbaus verzerre den Wettbewerb. Außerdem seien in Zukunft nicht kleinere, naturnah produzierende Bauernhöfe anzustreben, sondern im Gegenteil ein »Wandel zu größeren Betriebseinheiten unumgänglich«.

Von allen Seiten, jedenfalls in den interessierten Branchen, kam der Druck gegen eine Ökologisierung der Agrarpolitik. Auch die Ernährungsindustrie sprach sich gegen die »Agrarwende« aus, man begegne den Plänen, Öko-Landbau verstärkt zu unterstützen, »mit großer Skepsis«, bekannte im März 2001 Matthias Horst, Geschäftsführer der Bundesvereinigung der Deutschen Ernährungsindustrie, dem Lobbyverband der Hersteller von Tütensuppen und Dosenkost.

Auch die Agrarier sind ganz dieser Meinung, etwa der ehemalige Präsident der Deutschen Landwirtschafts-Gesellschaft Philip Freiherr von dem Bussche. Sein Bekenntnis zur agrarischen Moderne verkündet der Freiherr auf den Internetseiten seines Schlosses Ippenburg, einem Gut mit 660 Hektar: »Auf Schloss Ippenburg betreibt man heute Acker- und Waldwirtschaft und Schweinezucht. Alle Bewirtschaftungsformen folgen neuesten wissenschaftlichen und technischen Erkenntnissen und arbeiten somit ertragreich, ressourcenschonend und nachhaltig.«

Auf dem Höhepunkt der BSE-Krise Anfang 2001 hatte sich Bussche, der zur agro-industriellen Avantgarde in Deutschland gehört, gegen eine öko-orientierte Agrarpolitik aus, mit seinem Lieblingsschlagwort vom Museumsbauernhof. »Nicht der Schritt zurück ins Agrarmuseum« sei angebracht, sondern »Hochtechnologie«, namentlich die Gentechnik: »Ich bin sicher«, verkündete Bussche, »dass diese Zukunftstechnologie in den nächsten zehn Jahren in unserer Landwirtschaft Einzug halten wird.«

Dass die Kundschaft, wie Verbraucherumfragen zeigen, Gentechnik nicht möchte, kümmert die Agro-Lobbyisten nicht. Die Kundenwünsche, in der Marktwirtschaft eigentlich oberstes Handlungskriterium für Produzenten, sind für die Bauernfunktionäre nebensächlich.

Auch bei Nestlé wird die Gentechnik ungeachtet der Kundenwünsche hochgeschätzt. Zwar bietet der Konzern in Deutschland mit seinen widerspenstigen Kunden keine Gen-Produkte mehr an, doch lässt die Firmenspitze seit Jahren keine Zweifel an ihrer ideologischen Ausrichtung. Schon der langjährige Nestlé-Chef Helmut Maucher hatte sich gern, quer zur Kundschaft, für die Genmanipulation an Nahrungsmitteln ausgesprochen. Und auch sein Nachfolger, Peter Brabeck-Letmathe, ließ keinen Zweifel daran, dass ihm die Mehrheitsmeinung eher schnuppe ist. Brabeck-Letmathe kritisierte etwa 2007 in einem Interview mit der Zeitschrift *Capital* die Ablehnung im Volke: Es sei falsch, eine Technologie zu verurteilen, nur weil sie ein Risiko berge. Der Konsument werde die Vorteile der Gentechnik noch schätzen lernen. Die Technologie sei in Europa erfunden worden. »Statt stolz darauf zu sein, verschmähen wir sie und überlassen leichtfertig Amerikanern, Chinesen und Brasilianern das Feld«, beklagte er.

Und er verkündete kühn: »An Genprodukten ist noch keiner gestorben, an Bioprodukten schon.« Von der Naturliebe der Verbraucher hielt er auch nichts: »Wenn wir alles der Natur überlassen, sind wir bald nicht mehr hier.« Die Vorbehalte deutscher Verbraucher bezeichnete er als »deutschen Romantizismus«.

Der Kunde gilt als fehlgeleitetes Wesen mit vorgestrigen Vorstellungen und irrealen Wünschen. Große Teile der Bevölkerung hätten ein »völlig verbiestertes Bild« von der Landwirtschaft, bemängelte beispielsweise Cay Langbehn vom Institut für Agrarökonomie der Universität Kiel bei seinem Agrar-Symposion in München. Die »Chancen für die deutsche Landwirtschaft« sieht der Wissenschaftler laut *Süddeutscher Zeitung* »vor allem in der kostengünstigen und standardisierten Produktion großer Partien«.

Überraschenderweise hat der deutsche Nährstand bei seinem Bemühen um kostengünstige Erzeugung nicht unbedingt die Ernährung der heimischen Bevölkerung im Sinn. Denn selbst die knapp 3000 Agrargenossenschaften, ursprünglich Selbsthilfe-Einrichtungen bäuerlicher Familienbetriebe, verstehen sich längst als Teil des globalen Agro-Business. Vom Geschäftsvolumen her sind sie, ohne dass die Öffentlichkeit dies so recht bemerkt hätte, zu Giganten herangewachsen. Die deutschen Raiffeisen-Agrargenossenschaften erwirtschafteten 2008 einen Jahresumsatz von etwa 45 Milliarden Euro – mehr als der BMW-Konzern mit seinen Nobel-Automobilen (Umsatz 2000: 35 Milliarden Euro). Und sie weiten ihre Geschäfte aus, mit Agrartechnik, Futter- und Pflanzenschutzmitteln sowie Saatgut. Ihre Zukunft sehen die Genossen im Globalen, sie läge, sagt der Präsident des deutschen Raiffeisenverbandes, »eindeutig auf den internationalen Märkten«.

Die deutschen Agrar- und Lebensmittelexporte stiegen im Jahr 2008 auf knapp 50 Milliarden Euro. Und die Raiffeisenverbände ackern selbst gern in der Fremde: Die Hauptgenossenschaft in Frankfurt hat, wie die *Frankfurter Rundschau* schon 1997 berichtete, »in der Ukraine Fuß gefasst und lernt dort jetzt laufen«. Glücklicherweise müssen die Männer vom Main in der fernen Ukraine nicht ganz allein herumspazieren. Vor Ort hätten sich die Genossen »mit den dort tätigen Chemiekonzernen« zusammengetan. Die kannten sie vermutlich schon aus der Heimat: BASF, Bayer, DuPont sowie Agrevo. In konzertierter Aktion liefern die Agro-Exilanten den örtlichen Bauern technisches Gerät und vor allem Saatgut und kaufen ihnen auch gleich die Ernte ab. Damit hat die Genossenschaft auch Uneigennütziges im Sinn, denn in der Ukraine, die als Kornkammer gilt, böten sich »größte Chancen, zur Lösung der wachsenden Probleme der Welternährung beizutragen«, so ein Raiffeisen-Manager.

Die Welternährung ist, glaubt man ihren öffentlichen Äußerungen, ein ganz wichtiges Herzensanliegen der sonst als kühl und seelenlos geltenden Manager und Firmenlenker. Denn bislang gehen, nach Berechnungen von Pflanzenschutz-Experten, 42 Prozent der weltweiten Nahrungsmittelproduktion durch Schädlinge und andere Widrigkeiten verloren.

Nun ist es leider nicht so, dass sich die Konzernlenker aus reiner Herzensgüte um die Hungernden kümmern. Die Hungernden haben jetzt eher die Aufgabe bekommen, als Argument zu dienen für den forcierten Einsatz der Gentechnik in der Landwirtschaft. Dem satten westlichen Verbraucher war der Nutzen leider bislang nicht begreiflich zu machen. Was aber kein Zufall ist, denn er hat keine Vorteile von der neuen Technik, wie sogar der Mann zugeben musste, der beim Schweizer Pharmakonzern Novartis für Saatgut zuständig ist: »Für den Konsumenten ändert sich nichts«, räumte er in einem Interview mit der *Neuen Zürcher Zeitung* ein: »Das ist leider auch ein Nachteil.« Das Wohl der Konsumenten steht leider nicht an oberster Stelle, sondern – natürlich – das Geschäft.

Auch Gift ist ein gutes Geschäft. Der Weltmarkt für Pflanzengifte steigt seit Jahren stetig – allein im Jahr 2008 um 25 Prozent auf 41,7 Milliarden Dollar (2007: 33,2 Milliarden). Die Pestizid-Lobby frohlockte: »In wichtigen Regionen – insbesondere in Osteuropa, Südamerika und Asien – kam es durch die Preisentwicklung zu einem starken Intensitätsschub in der Landwirtschaft«, erklärte der Präsident des Industrieverbands Agrar (IVA), Hans Theo Jachmann vom schweizerischen Multi Syngenta Agro, im Mai 2009 vor der Presse in Frankfurt. »Es lohnte sich für die Bauern, auf hohe Erträge zu setzen.«

Die Lobby der Industrie-Landwirtschaft fordert weitere Intensivierung, um die wachsende Weltbevölkerung zu ernähren. Außerhalb der interessierten Kreise des agro-industriellen Komplexes gilt keineswegs als sicher, ob gerade die Hightech-Landwirtschaft die Ernährung der Weltbevölkerung sichern kann.

Weltweit hungern schon heute 800 Millionen Menschen, obschon eigentlich genügend Nahrung vorhanden ist. So werden in der Europäischen Union 10 Prozent des Obstes gleich nach der Ernte vernichtet. Auch die Amerikaner erzeugen mehr als sie verspeisen können: In den USA landen nach einer Statistik des Landwirtschaftsministeriums jährlich 43 Millionen Tonnen Nahrungsmittel auf dem Müll – ein Viertel des Gesamtverbrauchs von 161 Millionen Tonnen. Zucker hat Europa ebenfalls mehr als genug: 15 Millionen Tonnen werden produziert, 2 Millionen mehr als gebraucht wird. Und sogar Wein gäbe es für die Durstigen dieser Welt, wenn sie ihn kaufen könnten. Stattdessen gibt die EU an die 800 Millionen Euro dafür aus, den unverkäuflichen Trank zu Schnaps brennen zu lassen. Und sie will die Produktion weiter drosseln, durch eine Agrarreform. Denn es droht ein weiterer Überschuss von 1,5 Millionen Tonnen bei Rindfleisch und von 58 Millionen Tonnen bei Getreide bis zum Jahr 2005. Ohne Rücksicht auf die Hungernden dieser Welt wurden schon riesige landwirtschaftliche Flächen stillgelegt. Das hat in einem Zeitraum von zehn Jahren in Europa zu einer Mindererzeugung von 60 Millionen Tonnen und in den USA gar von 100 Millionen Tonnen Getreide geführt.

Und merkwürdigerweise produzieren viele Agrarier auf ihren landwirtschaftlichen Flächen nicht Lebensmittel, sondern beispielsweise Plastik-Ersatz. Wenn etwa BMW Antriebsteile aus Bayern nach Südafrika schickt, packt die Firma diese nicht in Styropor, sondern in neuartige Verpackungschips, die aus leckeren Sachen wie Sonnenblumenkernen, Stroh, Raps und Rübenschnitzeln bestehen. In Deutschland werden schon auf hunderttausenden von Hektar solche »nachwachsenden Rohstoffe« für industrielle Zwecke angebaut, in Brasilien produzieren 5 Millionen Arbeitskräfte im ländlichen Raum nicht Lebensmittel, sondern »Biosprit« aus Zuckerrohr, für 4,5 Millionen Autos.

Auch die Gentechniker werden nicht ausschließlich von Mitgefühl für die Hungernden getrieben. Lothar Willmitzer, Geschäftsführer des Instituts für Genbiologische Forschung in Berlin, hat es vor einigen Jahren, wie die *Wirtschaftswoche* berichtete, geschafft, sämtliche Gene, die in der Kartoffel für die Stärkeproduktion zuständig sind, zu entschlüsseln. Dafür interessierten sich indessen nicht Firmen wie Pfanni oder Chio Chips, sondern Fabrikanten für Papier und Wellpappe und auch die chemische Industrie. Die stellen daraus, berichtet der Erfinder stolz,»Klebstoff, Waschmittel oder Verpackungsfüllflocken her« und sogar einen »Superabsorber für Babywindeln«. Auch die umstrittene Gen-Kartoffel Amflora des BASF-Konzerns ist nicht für Pommes und Püree gedacht, sondern für die Papierherstellung.

Die »wundersame Verwandlung von Nahrung in Nicht-Nahrung« *(Frankfurter Rundschau)* zielt nicht nur auf die Äcker der satten Europäer. Die Genforscher haben auch schon die Feldfrüchte der Dritten Welt zwecks Umbaus zum Rohstoff aktiviert. Maniok beispielsweise, eines der viertwichtigsten Grundnahrungsmittel der Welt, das vor allem in Afrika und Lateinamerika verzehrt wird, könnte zu nützlichem »Bioplastik« verarbeitet werden, glauben die Internationalen Forschungsinstitute für tropische Landwirtschaft in Kolumbien und Nigeria. Die Firma Monsanto arbeitet an der Verwandlung von Zuckerrüben und Getreide zu einem Kunststoff-Ersatz, und die kalifornische Firma Applied Phytologics Pioneer versucht, nach einem Bericht der Zeitschrift *New Scientist,* Reis für die Produktion von Enzymen zuzurichten, die dann in Waschmitteln Verwendung finden. Die Hungernden müssten also mit ihren vermeintlichen Wohltätern aus der Gen-Branche um die knappen Ackerflächen und die Früchte des Bodens konkurrieren.»Wer beim Kampf um den Boden wohl Sieger wäre, ist absehbar«, meinte die *Frankfurter Rundschau.*

Womöglich wäre den Menschen in den benachteiligten Regionen dieser Welt eher damit gedient, wenn sie sich auf Öko-Produktion, auf kleine Betriebe und bäuerliche Produktionsweise konzentrieren. Da besteht zum einen nicht die Gefahr, dass Reisfelder für die Waschmittelproduktion missbraucht werden, und zum anderen kommt überraschenderweise, wie Studien zeigen, oft mehr an Erträgen und Einkommen heraus als bei der chemisch unterstützten Hochleistungslandwirtschaft.

Schon Ende der 70er-Jahre wies eine Untersuchung der Iowa State University nach, dass bei einer kompletten Umstellung auf biologische Landwirtschaft in den USA der Bedarf an Lebensmitteln befriedigt werden könnte. Ähnliches haben europäische Studien gezeigt. Eine Studie, die im Jahr 2000 veröffentlicht und im Auftrag der UNO erstellt wurde, kam zu dem Schluss, dass Landwirte in Entwicklungsländern ihre Erträge um bis zu 300 Prozent steigern konnten, wenn sie auf Öko umstellten.

Eine Untersuchung der Entwicklungsorganisation der Vereinten Nationen (Titel: *Benefits of Diversity*) zeigte ebenfalls die Überlegenheit des Öko-Landbaus in Entwicklungsländern. So ergab eine Fallstudie über Gemüseanbau in Indonesien, dass die Erträge bei Kohl zwar geringer, bei Karotten und Chinakohl aber höher sind, wenn auf Gift und Kunstdünger verzichtet wird. Eine Teeplantage in Indien, die mit der Umstellung auf Bio auch gleich eine Mischlandwirtschaft mit Milchkühen und Wald einführte, erzielte um 10 Prozent höhere Erträge als Plantagen mit vergleichbaren konventionellen Monokulturen. In vielen Fällen fuhren die Biobauern zwar eine kleinere Ernte ein, aber sie erhielten dafür mehr Geld. So kamen Gemüsebauern in Mexiko zwar mit 15 Tonnen Tomaten pro Hektar nicht ganz auf die üblichen 18 Tonnen des herkömmlichen Anbaus, aber sie kassierten mehr Dollar pro Hektar: Bei Bio waren es 9000 Dollar, bei herkömmlichen Tomaten nur 6000.

Agrarforscher in Brasilien fanden heraus, dass Kleinbetriebe mit weniger als 10 Hektar auf jedem Hektar eine Ernte im Wert von 65 Euro einfahren, Großfarmen mit 5000 Hektar hingegen nur 1,50 Euro. In Indien erbrachte eine Farm mit weniger als 2 Hektar pro Flächeneinheit 1800 Rupien, ein 15-Hektar-Betrieb bloß 850 Rupien. Je mehr Bauern in eigener Regie das Land bewirtschaften, desto mehr Menschen kann das Land ernähren: Amtlichen Statistiken zufolge liegt die Wachstumsrate in der indischen Landwirtschaft landesweit bei 3 Prozent – im Bundesstaat Bengalen hingegen beim Doppelten: Dort hat eine Landreform mehr Menschen am fruchtbaren Boden beteiligt. Daraus kann der Schluss gezogen werden, so *Der kritische Agrarbericht,* dass die »zentrale Frage bei der Sicherung der Welternährung« nicht auf Techniken und Genmanipulation zielen sollte, sondern darauf, »wer in welcher Weise Zugang zu Landbesitz hat«. Die wohlgemeinte oder auch bloß geschäftsmäßige Lieferung ausländischer Nahrungsmittel hingegen bringt die örtliche Produktion oft zum Erliegen. Auf den Philippinen beispielsweise gerieten die örtlichen Verteilungssysteme »völlig aus dem Lot«, weil Importe, unter anderem von hochsubventioniertem US-Getreide über den Getreidehandels-Multi Cargill, die Kleinbauern ihrer Konkurrenzfähigkeit beraubten, wie die Organisation »Wide« (»Women in Development Europe«) beklagte: Die kleinen Bauern gaben ihr Land auf.

Erfreulich seien die Nahrungsmittellieferungen vor allem für die Händler, meinte *Der Kritische Agrarbericht im Jahre 1997*: »Wie profitabel Weizenexporte sein können, zeigen die multinationalen Konzerne« Cargill oder Continental etwa, die in Indien Weizen zu einem Preis zwischen 45 und 75 Euro pro Tonne aufkaufen, den sie dann für ca. 175 Euro pro Tonne auf dem Weltmarkt verkauften. Weniger profitabel ist es natürlich für die großen Agro-Multis, wenn die Bauern vor Ort für den Verbrauch vor Ort produzieren. Und gar nicht profitabel ist es für die Erzeuger von Kunstdünger und Pflanzengiften, wenn die Bauern auf Kunstdünger und Pflanzengifte verzichten. Die Hersteller haben deshalb neue Vermarktungsstrategien entwickelt, um die Bauern in aller Welt von den Segnungen der Chemie zu überzeugen. Das ist für die trendigen Reklameleute oft nicht ganz einfach. Denn mit ein paar pfiffigen Werbeseiten in Illustrierten ist es nicht getan: »Es ist leichter für einen Schokoriegel zu werben als für das Schädlingsbekämpfungsmittel Starane«, sagte Volkmar Wermter, Geschäftsführer der Münchner Werbeagentur TBWA, dem Reklamefaltblatt *Werben und Verkaufen*.

Die Strategen setzen deshalb nicht auf knallige Slogans und Fernsehspots, sondern auf den ganz direkten Kontakt zum Bauern auf der Scholle. So wenden sich jetzt immer mehr schicke Werbemenschen dem Landleben zu: »Agenturleute stecken ihre Nase jetzt in alles, was nach Dorf duftet«, beobachtete *Werben und Verkaufen*. Die Werber von TBWA haben deshalb im Auftrag der Buxtehuder Deutschland-Filiale des Saatgut-Konzerns Pioneer ein Beratungsprogramm entworfen, kurz PEP genannt (»Pioneer Energie-Management-Programm«), mit dem die Erzeugnisse des weltgrößten Maissaatgutproduzenten aufs Feld ausgebracht werden sollen. Die Spezial-Agentur »Agro-Kontakt« in Bergisch-Gladbach hat laut *Werben und Verkaufen* gleich sechs Diplom-Agraringenieure in »Lohn und Brot genommen«. Auch BASF setze mehr und mehr auf den Außendienst.

Die Landwirte in solchen Gebieten profitieren nicht unbedingt durch die Pestizide. So gibt es immer wieder Berichte über tragische Massenselbstmorde von Farmern in Südindien. Der erste von ihnen war ein Mann namens Laksmaya Jaggu, der Gifte gekauft hatte. Die Ernte wurde offenbar dennoch zerstört, der Mann verzweifelte und trank das Gift selbst. Die anderen Farmer im Bundesstaat Andhra Pradesh gerieten regelmäßig durch den Kauf der Gifte in Geldnot. Von einer Raupenplage heimgesucht, hatten sich viele von Geschäftsleuten zum Kauf von Pestiziden überreden lassen und liehen sich dafür Geld von kleinen Kreditvermittlern. Die Verschuldung trieb sie in eine verzweifelte Lage, sodass sie sich das Leben nahmen. Einige wurden sogar von den Geldverleihern zum Selbstmord ermuntert, nachdem die Regierung den Hinterbliebenen Geld versprochen hatte. So konnten sie die Schulden wieder eintreiben.

Die Pflanzenschutzmittel können auch ohne suizidale Absicht zum Tode führen: In China starben immer wieder Bauern und Landarbeiter an Vergiftungen durch Pestizide. Weitere Gefahren drohen durch Alt-Pestizide, die in Entwicklungsländern lagern. Die Welternährungsorganisation FAO fordert zur Vermeidung weiterer Umwelt- und Gesundheitsschäden zur sparsameren Verwendung der Gifte auf und propagiert »Integrated Pest Management«. Pestizide, beklagt die FAO, seien im Übermaß und »auf aggressive Weise verkauft« worden. Die Mäßigungsbemühungen der Organisation scheinen, so die *Neue Zürcher Zeitung,* »vorläufig aber wenig zu fruchten«: Der Absatz steige stetig, vier Fünftel des Marktes teilen sich dabei die Großen des Geschäfts wie BASF, Bayer, Monsanto und Syngenta.

Der Einsatz von Pflanzenschutzmitteln dient keineswegs immer der Versorgung der lokalen Bevölkerung mit lebensnotwendiger Nahrung. In jenem 7000 Hektar großen Gemüseanbaugebiet Pangalengan etwa, wo Syngenta die Bauern auch für den Kampf gegen die Kohlmotte wappnet, kooperiert die Firma mit dem indonesischen Nahrungsmittelkonzern Indofood: Dort werden laut NZZ Kartoffeln für die industrielle Verarbeitung erzeugt. Und auch die Projekte im ebenfalls von Syngenta betreuten Anbaugebiet Lembang dienen nicht der direkten Sättigung der Landbewohner: Dort werden neben einer traditionellen Knolle namens Granola verschiedene Kartoffelsorten daraufhin geprüft, ob sie sich für »den Anbau und die Verarbeitung zu den an Beliebtheit gewinnenden Kartoffelsnacks« eignen. Kartoffelsnacks für die Hungernden?

Im globalen Agro-Business geht es natürlich nicht um die Bekämpfung des Hungers. Die Armen können sich die bunt verpackten Snacks und Fertigmenüs von Nestlé, Kraft und Unilever ohnehin nicht leisten. Industrielle

Nahrung ist teuer: Die Chemie auf dem Acker kostet, die bunte Verpackung kostet, die Transporte kommen dazu. Die Ingenieursleistungen in der Fabrik, die Designer, die die Etiketten gestalten, die Werber fürs Fernsehen – all das will bezahlt sein. Industrienahrung ist für jene, die das Geld haben – und sich dann vorm Fernseher noch ein paar Pfunde mehr anmampfen. Weil mit Industrienahrung viel Geld zu verdienen ist, werden die großen Food- und Agro-Konzerne alles daran setzen, ihren Einfluss auszudehnen, auch in Zukunft.

Für die Bekämpfung des Hungers, für die Sicherung der Welternährung wäre es indessen wohl besser, wenn die industrielle Agro-Lobby künftig nicht mehr die Richtlinien der Politik bestimmte. Diese Einsicht scheint sich jetzt vor allem in den betroffenen Regionen der Welt durchzusetzen.

Bisher forderten vor allem Kleinbauernverbände und Öko-Lobbyisten, Hilfsorganisationen und Naturschützer eine neue Agrarpolitik, um die Ernährung der wachsenden Weltbevölkerung zu sichern.

Im Frühjahr 2008 aber fanden sich deren Forderungen erstmals in einem offiziellen Forderungspapier eines globalen Regierungsgremiums, des Weltagrarrates (IAASTD), das von 54 Staaten unterzeichnet wurde. Die USA, auch Vertreter Chinas und der Industrie stimmen allerdings nicht allen Befunden zu. Deutschland ist an dem Gremium mit rund 400 Experten nicht beteiligt.

Die weltweiten Anbaumethoden müssten »radikal« geändert werden, um Arme und Hungernde künftig besser zu ernähren, forderte der Rat. Die Produktivitätssteigerung durch technische Fortschritte sei an ihre Grenzen gestoßen und die Kosten für die Umwelt und die Entwicklungsländer würden zu hoch. »Business as usual ist keine Option mehr«, so das Dokument der Landwirtschaftsexperten. Das derzeitige System helfe den Bedürftigen nicht. »Die ärmsten Entwicklungsländer sind die Verlierer weiterer Handelsliberalisierungen«, sagte der IAASTD-Direktor Robert Watson. Die internationalen Fachleute kritisierten auch die Gentechnik und die Förderung von Biosprit in den Entwicklungsländern. Denn die wachsende Konkurrenz zwischen Tank und Teller droht die Hungerproblematik weiter zu verschärfen.

Die Experten plädierten insgesamt für eine Rückbesinnung auf natürliche und nachhaltige Produktionsweisen.

Wenn es um die Gesundheit und die Nahrungssicherheit auf unserem Planeten geht, scheint die Schlussfolgerung klar: Bio ist besser. Für die Produzenten, die Bauern. Sie müssen nicht mehr das Gift einsetzen, das oft ihrer eigenen Gesundheit zuerst schadet. Und für uns, die Verbraucher. Wir können Kartoffeln, Äpfel, Kiwis genießen, die ohne Gift und Kunstdünger erzeugt wurden – und besser schmecken. Jedenfalls dann, wenn sie naturbelassen genossen werden. Und wenn der Hersteller auch sein Handwerk versteht.

Wenn ein Steak vom glücklichen Ochsen einem Metzger in die Hände fällt, der es nicht richtig behandelt, zu kurz abhängen lässt, dann ist das Steak zäh – und der Ochse hat sein glückliches Leben umsonst beenden müssen.

Wenn die Milch von glücklichen Kühen in der Käserei verhunzt wird, dann schmeckt der Käse nicht – und die Kundschaft geht wieder in den Supermarkt, wie jene 44-jährige Kosmetikerin, die 2001 im *stern* bekannte: »Käse habe ich einmal im Bio-Laden gekauft, aber eben nur einmal: Ich bin doch nicht verrückt und bezahle so viel Geld, wenn das genauso schmeckt wie das Abgepackte.« Bio ist besser – aber nur, wenn es mit Respekt und Sorgfalt und Sachkenntnis behandelt wird. Woher aber sollen wir wissen, ob das, was wir essen, wirklich Bio ist? Und ob der Hersteller sein Handwerk beherrscht? Ob wir nicht einem Schwindler, Blender, Bio-Bluffer aufsitzen?

Was besser ist, können wir selbst entscheiden. Was besser ist, entscheidet sich am Geschmack. Denn der Geschmackssinn ist unser wichtigster Lebensmittelkontrollsinn: Er sagt uns, was gut ist für unseren Körper.

Wenn wir Lebensmittel essen wollen, die gut sind und also gesund sind, müssen wir unserem Geschmack vertrauen – und ihn, unsere Kontrollinstanz, nicht austricksen lassen durch Labor-Aromen und Geschmacksverstärker. Wenn wir den Geschmack kultivieren, dann sagt uns unser gesunder Appetit, was der Körper braucht. Den Geschmack kultivieren, das können wir natürlich nur mit allerbesten Waren. Naturbelassen. Die werden dann nach feinschmeckerischen Rezepten zubereitet. Dafür sind, in der Regel, die Bio-Lebensmittel erste Wahl. Wenn die Bio-Kartoffeln aber nicht besser sind als die vom normalen Bauern auf dem Markt, dann nehmen wir die vom normalen Bauern und loben seinen Acker.

Wenn es etwas teurer ist, dann zahlen wir das gern: Wir tun uns ja Gutes. Wir wollen ja genießen. Bestes kann nicht billig sein. Für gutes Essen geben wir gern ein paar Euro mehr aus – fürs echte Essen, Kartoffeln, Äpfel, Kiwis. Hähnchen, Schnitzel, Braten. Das Geld für Etikettendesigner, Geschmacksverstärker, Ingenieure und Werbefritzen sparen wir uns. Hühnerbrühe mit Hefeextrakt oder Kartoffelpüree aus der Tüte, so etwas lassen wir im Regal stehen, ob Bio oder nicht. Es ist viel zu teuer, verglichen mit den echten Kartoffeln oder einer richtigen Bouillon. Zudem schmeckt uns so etwas auch schon lange nicht mehr. Was ein Jahr hält im Sparmarkt, ohne zu vergammeln, das ist suspekt.

Natürliches Essen hält nicht so lange. Essen ist Leben, und Leben vergeht. Was schon im Supermarkt beinahe unvergänglich ist, kann nicht natürlich sein. Der schöne Traum vom natürlichen Essen: Er muss kein Traum bleiben. Aber wir müssen selbst sehen, dass er Wirklichkeit wird.

12. Literatur

A. R. Y. El Boushy/A. F. B. van der Poel: Poultry Feed From Waste. Processing and Use. London: Chapman & Hall, 1994

E. C. Oerke et al.: Crop Production and Crop Protection. Estimated losses in major food and cash crops. Amsterdam: Elsevier, 1994

F. Bohlmann: Bio – wann lohnt es sich wirklich? München: Gräfe und Unzer, 2008

W. Droste: Grün im Gesicht. In: V. Klink/S. Opitz (Hrsg.): Cotta's kulinarischer Almanach 1997/98. Stuttgart: Klett-Cotta, 1996

Dialogpartner Agrar-Kultur (Hrsg.): Erfolgreicher Einsatz ökologischer Lebensmittel in Gemeinschaftsverpflegung und Gastronomie. Stuttgart: Hugo Matthaes, 1997

S. Giedion: Die Herrschaft der Mechanisierung. Ein Beitrag zur anonymen Geschichte. Frankfurt am Main: Europäische Verlagsanstalt, 1987

H.-U. Grimm: Die Suppe lügt. Die schöne neue Welt des Essens. Stuttgart: Klett-Cotta, aktualisierte Neuausgabe 2005/München: Droemer, 2008

H.-U. Grimm : Die Ernährungslüge. Wie uns die Lebensmittelindustrie um den Verstand bringt. Droemer 2003/Taschenbuch 2005

H.-U. Grimm: Die Kalorienlüge. Über die unheimlichen Dickmacher aus dem Supermarkt. Dr. Watson Books ³2009

International Assessment of Agricultural Knowledge, Science and Technology for Development (IAASTD): Executive Summary of the Synthesis Report. Washington: Island Press, 2009

AgrarBündnis e. V. (Hrsg.): Landwirtschaft 97. Der kritische Agrarbericht. Daten, Berichte, Hintergründe. Positionen zur Agrardebatte. Kassel – Rheda-Wiedenbrück – Bonn: abl Bauernblatt Verlags-GmbH, 1997

AgrarBündnis e. V. (Hrsg.): Landwirtschaft 98. Der kritische Agrarbericht. Daten, Berichte, Hintergründe. Positionen zur Agrardebatte. Kassel – Rheda-Wiedenbrück – Bonn: abl Bauernblatt Verlags-GmbH, 1998

AgrarBündnis e. V. (Hrsg.): Landwirtschaft 2000. Der kritische Agrarbericht. Bramsche, Arbeitsgemeinschaft Ländliche Entwicklung an der Universität Gesamthochschule Kassel

A. R. Lorenz et al.: Versteckte Allergene in Lebensmitteln – noch immer ein Problem. In: Bundesgesundheitsblatt 7, 2001.

K. H. Ney: Lebensmittelaromen. Hamburg: Behr, 1987

S. Viehts et al.: Versteckte Allergene in Lebensmitteln. In: Bundesgesundheitsblatt 2/1994

L. Woodword et al.: Reflections on the Past. Outlook for the Future. In: Fundamentals of Organic Agriculture, llth ifoam International Scientific Conference August 1–15, 1996, Copenhagen, Proceedings Vol. 1

FAO: World Agriculture: Towards 2010. A FAO Study. John Wiley & Sons, 1995

S. Wright: Handbook of Organic Food Processing and Production. London: Chapman & Hall, 1994

A. Sabersky: Bio drauf – Bio drin?: Echte Bioqualität erkennen und Biofallen meiden. München: Südwest, 2006

Senatsarbeitsgruppe »Qualitative Bewertung von Lebensmitteln aus alternativer und konventioneller Produktion«: Bewertung von Lebensmitteln verschiedener Produktionsverfahren, Statusbericht 2003

A. Sundrum et al.: Statusbericht zum Stand der Tiergesundheit in der Ökologischen Tierhaltung – Schlussfolgerungen und Handlungsoptionen für die Agrarpolitik [Status Quo of animal health in organic animal husbandry – conclusions and options for action in agricultural politics]. Bericht, Fachgebiet Tierernährung und Tiergesundheit, Fachbereich Ökologische Agrarwissenschaften, Universität Kassel. 2004

Zukunftsfähiges Deutschland: ein Beitrag zu einer global nachhaltigen Entwicklung; Studie des Wuppertal-Instituts für Klima, Energie GmbH/BUND/Misereor (Hrsg.). Basel, Boston, Berlin: Birkhäuser, ^{4}1997

Anhang

Echt Bio. Was ist was im Öko-Land?

Hier finden Sie alle Bio-Markenzeichen und die wichtigsten Herstellerverbände. Alle hier aufgeführten Label sind »echt Öko«, wobei unter ihnen durchaus Unterschiede bestehen. Das staatliche Bio-Siegel bildet gewissermaßen das untere Ende: Wer seine Erzeugnisse mit diesem Zeichen schmücken möchte, muss gewisse Mindest-Standards erfüllen. Die Anbauverbände liefern besseres Bio, gehen in ihren Vorschriften über die staatlichen Vorschriften hinaus. Ganz oben in der Bio-Hierarchie steht nach Ansicht von Experten das Demeter-Siegel: Hier sind die Anforderungen am umfangreichsten, der Aufwand beim Pflanzenbau und in der Tierhaltung ist am höchsten. Darum, so meinen viele Bio-Gourmets, schmecken die Demeter-Erzeugnisse auch am besten.

Die staatlichen Bio-Siegel

Die staatlichen Siegel, das deutsche und das europäische, markieren das Bio-Minimum. Mit den Siegeln können alle Erzeugnisse gekennzeichnet werden, die entsprechend der EG-Öko-Verordnung produziert (mindestens 95 % Öko-Bestandteile) und kontrolliert werden. Die Verwendung ist freiwillig. Die Anbieter dürfen ihre eigenen Markennamen oder Öko-Zeichen zusätzlich führen. Wenn auch verdiente Öko-Veteranen, die nach ihren strengen Verbandsvorschriften produzieren, wegen der Minimal-Standards beim staatlichen Bio-Siegel über »Schmuddel-Bio« lästern: Das Staats-Label ziert nur echte Öko-Ware, die in der Regel ohne Gift und Kunstdünger erzeugt wurde.

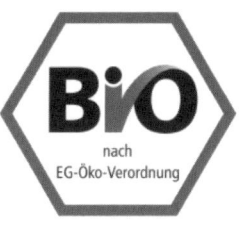
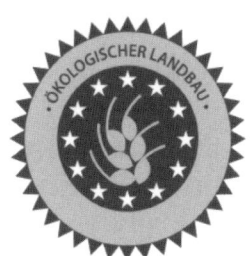

Informationsstelle Bio-Siegel bei der ÖPZ GmbH
Rochusstraße 2
53123 Bonn

Telefon: 02 28/97 77-7 00
Telefax: 02 28/97 77-7 99
E-Mail: info@oepz.de
Internet: www.bio-siegel.de

Demeter

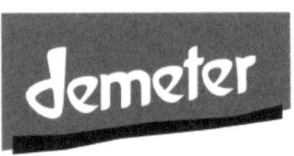

Demeter ist das älteste Bio-Label. Demeter gilt als der Mercedes unter den Ökos. Demeter-Waren sind im Supermarkt kaum erhältlich, weil der Verband sich gegen Massenproduktion und Billigpreispolitik der Lebensmittelketten wendet. Das Demeter-Logo kennzeichnet Erzeugnisse, die nach der sogenannten biologisch-dynamischen Wirtschaftsweise hergestellt wurden. Die Demeter-Ansprüche gehen über die Anforderungen der EU-Bio-Vorschriften hinaus. Sie erfordern neben dem Verzicht auf synthetische Dünger und chemische Pflanzenschutzmittel beziehungsweise künstliche Zusatzstoffe in der Weiterverarbeitung eine gezielte Förderung der Lebensprozesse im Boden und in der Nahrung. Die Demeter-Methoden wirken auf Skeptiker etwas esoterisch, sind aber durchaus wissenschaftlich begründet. Demeter-Kunden loben den ausgezeichneten Geschmack ihrer Lieblingsbiomarke.

Demeter-Bund e. V.
Brandschneise 2
64295 Darmstadt
Telefon: 0 61 55/84 69-0
Telefax: 0 61 55/84 69-11
E-Mail: Info@Demeter.de
Internet: www.demeter.de

Bioland

Bioland ist der größte und neben Demeter der bekannteste Öko-Verband. Im Bioland-Verband sind über 5000 Biobauern zusammengeschlossen, die nach den Bioland-Richtlinien insgesamt über

240 000 Hektar Land bewirtschaften (Stand 2009). Überdies gibt es mehr als 800 Verarbeiter, die Bioland-Rohstoffe weiterverarbeiten, wie zum Beispiel Bäcker, Mühlen oder Molkereien. Auch Bioland gibt seinen Mitgliedern strengere Vorgaben als die EU-Bioverordnung.

Bioland Bundesverband
Kaiserstr. 18
55116 Mainz
Telefon: 0 61 31/2 39 79-0
Telefax: 0 61 31/2 39 79-27
Internet: www.bioland.de

Biokreis

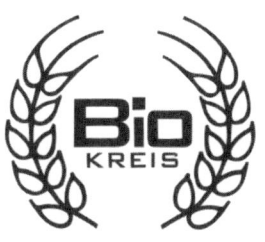

Biokreis ist vor allem in Bayern tätig. Der Verband wurde 1979 gegründet, hat (Stand 2009) 750 Mitgliedsbetriebe, 70 Verarbeiter und 200 Verbraucher. Der Biokreis fördert regionale Produktion und Vermarktung und organisiert Netzwerke zwischen Bauern und Verarbeitern. Zudem setzt sich der Verband auch für Konsumenten-Information ein, mit Kochkursen, Seminaren und Vorträgen. In den Gremien des Verbandes sind auch Verbraucher vertreten. Vertreter des Verbandes gibt es in Baden-Württemberg, Nordrhein-Westfalen, Hessen, Rheinland-Pfalz, Brandenburg, Sachsen, Sachsen-Anhalt, Thüringen, Mecklenburg-Vorpommern, Niedersachsen und Österreich.

Biokreis e. V.
Heiliggeist-/Ecke Hennengasse
94032 Passau
Telefon: 08 51/3 23 33
Telefax: 08 51/3 23 32
E-Mail: biokreis@t-online.de

Naturland

Die Organisation wurde 1982 mit Sitz in Gräfelfing bei München gegründet. Der Verband zählt mit weltweit etwa 50 000 zu den großen Organisationen des anerkannt ökologischen Landbaus, sie bewirtschaften 400 000 Hektar. Darüber hinaus engagiert sich der Verband auch für die ökologische Fischwirtschaft, Waldwirtschaft, für Textilherstellung und Kosmetik. Naturland liefert Kaffee aus Mexiko und Peru, Olivenöl aus Griechenland, Tee von indischen Berghängen, Ananas und andere tropische Früchte aus Uganda, Gewürze aus Sri Lanka.

Naturland – Verband für naturgemäßen Landbau e. V.
Kleinhaderner Weg 1
82166 Gräfelfing
Telefon: 0 89/89 80 82-0
Telefax: 0 89/89 80 82-90
E-Mail: naturland@naturland.de
Internet: www.naturland.de

Gäa

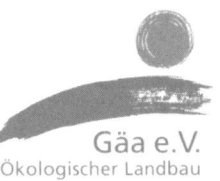

Der Verband wurde 1988 als Arbeitsgemeinschaft für ökologischen Landbau in der damaligen DDR gegründet. Mittlerweile gehören knapp 500 Betriebe mit über 50 000 Hektar der Gäa e. V. an, 90 Prozent davon in Ostdeutschland. Die Betriebe haben durchschnittlich 100 Hektar, die größeren bis zu 2000 Hektar. Sie gehören damit nicht zu den kleinen, idyllischen Höfen, sondern eher zu den Öko-Kolchosen. Mit ihrer Massenproduktion sind die Großbetriebe ideale Lieferanten für Supermärkte und gefürchtete Konkurrenten der kleinen Biobauern, vor allem im Süden des Landes.

Gäa e. V.
Am Beutlerpark 2
01217 Dresden

Telefon: 03 51/4 01 23 89
Telefax: 03 51/4 01 55 19
E-Mail: info@gaea.de
Internet: www.gaea.de

Biopark

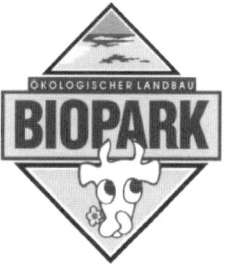

Biopark wurde 1991 in Mecklenburg/Vorpommern gegründet und zählt heute zu den größten deutschen Bio-Anbietern. Der Verband hat 659 Mitglieder. Die Biopark-Produzenten bewirtschaften eine Gesamtfläche von 139 600 Hektar (Stand 2009), halten knapp 45 000 Kühe, 16 000 Schweine und knapp 400 000 Legehennen. Zu den Gründungsmitgliedern gehört die Agrargesellschaft Zingst auf der Halbinsel Darß in der Ostsee, die auf 4000 Hektar Tausende von Rindern hält. Die Biopark-Großproduzenten sorgen für Unmut unter den kleinen Bio-Familienbetrieben, die gegen die Öko-Kolchosen nur schwer konkurrieren können.

Biopark e. V.
Rövertannen 13
18273 Güstrow
Tel: 0 38 43/24 50 30
Fax: 0 38 43/24 50 32
E-Mail: info@biopark.de
Internet: www.biopark.de

Ecovin

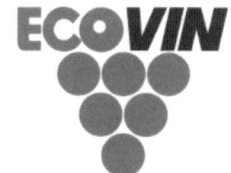

Ecovin ist der Verband der Öko-Weinproduzenten. Der Verband hat 198 Mitgliedsbetriebe, die 1100 Hektar Rebfläche bewirtschaften, Der Verband wurde 1985 gegründet. Öko galt unter Weinfreunden anfangs als Oberbegriff für grässlich saure und lieblos gemachte Weine. Das hat sich gründlich geändert. Spätestens seit in Frankreich berühmte Weinproduzenten auf

Bio-Anbau umgestiegen sind, hat sich unter der Kundschaft herumgesprochen, dass auch beim Wein der ökologische Anbau geschmackliche Vorteile bringt – wenn die Weiterverarbeitung im Keller hohen handwerklichen Ansprüchen genügt. Glücklicherweise haben auch die Öko-Winzer dazugelernt, sie bieten heute oft wunderbaren Wein zu erstaunlich günstigen Preisen.

ECOVIN-Bundesverband Ökologischer Weinbau e. V.
Wormser Str. 162
55276 Oppenheim
Telefon: 0 61 33/16 40
Telefax: 0 61 33/16 09
E-Mail: ecovin@t-online.de
Internet: www.ecovin.de

Register

A

Agrarmarkt Austria Marketing (AMA) 77, 80
Agrarwende 81, 146, 155
Agro-Kontakt 161
Agropalma 107
Aldi 11 f., 41, 46, 139
Alete 90
Algen 49 f.
Allergien 129, 140 f.
Alnatura 124
Alpha-Amylase 140 f.
Alsovo 9
AMA 77, 80
Amflora 159
Anthroposophie 32
Antibiotika 45 f., 95
Applied Phytologics Pioneer 159
Aromen 13, 124, 126, 133 f.
artgerechte Haltung 29, 79, 81, 91, 98 f.
Aryzta 131
Arzneimittel 23, 45, 95
Asthma 140
Aurora 142

B

Babynahrung 13, 128
Bäcker-Asthma 140
Bäckerbrötchen 133 f.
Backfabrik 136 f.
Backhilfsmittel 136 f., 139, 141
Bananen 108 ff.
Basic 90
Bäuerliche Erzeugergemeinschaft Schwäbisch Hall 85–88
BCS 73
Bier 101 f.
Biodyn 76
BioFach 93, 102
Biokreis 171
Bioland 170
biologisch-dynamische Landwirtschaft 32 f., 170
Biopark 90, 173
Biophotonen 30
Bioplastik 159
Bio-Siegel 169
Biosprit 158

BioSuisse 25
Birkenhof-Fleisch 78
Bodenhaltung 22 f.
Bodensee-Obst 40
Breisgaumilch 84
Broiler 96, 150
Bruno Fischer 127
BSE 42 f., 57 f., 154
BST 148 f.
Bundesforschungsanstalt für Ernährung 129
Bundesforschungsanstalten 154
Bundesverband Naturkost Naturwaren 129
Burson-Marsteller 148 f.

C

Calciumkarbonat 137
CAP 45 ff.
Cargill 161
Carl Ullmann 141
Carrageen 129
Centrale Marketing-Gesellschaft der deutschen Agrarwirtschaft (CMA) 82 f., 152
China 46, 71 ff., 75, 147
Chiquita 108–111
Chloramphenicol (CAP) 45 ff.
Chlormequat 75
CMA 82 f., 152
Codex Alimentarius 150 f.
Codex-Alimentarius-Kommission 150
Continental 161
Cystein 138

D

DDT 52
Delphi Organic 74
Demeter 31 f., 76, 92, 135 f., 170
Demeter-Bäckerei 135 f.
Demeter-Methoden 33, 170
Dennree 103, 114 f.
Deutsche Landwirtschafts-Gesellschaft (DLG) 44
Deutscher Bauernverband 137
Deutscher Tierschutzbund 93
Dioxin 84

Discounter 35, 91, 100
DLG 44
DPW (Dried Poultry Waste) 59
Du darfst 88
Duftmarketing 135
Dunkelhaft 45, 47

E
Ecoland 86 f.
Ecovin 173
Edeka 19, 78
Eier-Code 11 f.
Eierfälscher 10, 12, 14 ff.
Eifix 122
Eifrisch 18
Eiquick 122
Enthornen von Kühen 92, 117
Entwicklungsländer 160, 163
Enzyme 139, 159
EU-Richtlinien 22, 34, 51, 97 ff., 105
Euro-Tier 53

F
Fantastic Foods 123
FAO 57, 151, 162
Fenchel 114
Fettsäuren, mehrfach ungesättigte 145
Flavr Savr 148
Fleischerzeugung 99
Fleischmafia 43 f.
Fließschnupfen 140
Food Ingredients Europe 119, 145
Foodwatch 51, 79, 138
Freilandhaltung 14, 22 f.
Früchte-Tee 13, 126
Funktionäre 117, 151 ff.

G
Gäa 172
Geflügelmist 58 ff.
Gentechnik 139, 142 f., 148, 150 f., 153–158
Geschmack 124, 126, 129, 164
Gesundheit 28 f., 41, 46, 48, 92, 164
Gesundheits-Eier 145
Giftrückstände 68
Globalisierung 37, 40, 46, 156
Gold-Ei 20, 145 f.
Grandits 77

Großbäckerei 137 f.
Grüne Woche 153
Gülle 50, 55
Gütesiegel 84
Gutfleisch 78 f.
Gutshof-Ei 15

H
Haltung, artgerechte 29, 79, 81, 91, 98 f.
Hefeextrakt 124
Heidegold 21, 122
Heidemark 94
Hermannsdorfer Landwerkstätten 93
Hiestand 131–135
Hightech-Landwirtschaft 145, 158
Hightech-Lebensmittel 123, 139, 145 f.
Hipp 13 f., 25, 67 f., 124, 126, 128
Hofpfisterei 138
Hormone 43 f., 148 ff.
Huazu Organic Foods 74
Hühner 9, 11, 23 f., 29, 93
Hunger 157 ff., 162 f.

I
IAASTD 163
IFOAM 67, 104, 107 f., 151
Indofood 162
Industrialisierung 62, 112, 129, 136
Industriekost 126
Integrierte Produktion (IP) 24, 82 ff.
Irreführung 18 f., 129

J
Jacobs Kaffee 111
Jahreszeiten 113

K
Käfighaltung 23, 146
Kälber 45, 47
Kamps 133 f.
Kaninchen 29
Kannibalismus 23, 94
Kapitalgesellschaften 153
Kartoffeln 127 f.
Kartoffelpüree 122, 126 f.
Kennzeichnung 148, 150
Kieselpräparat 32
Kindermenüs 126

Klimabilanz 12, 116, 138
Koch's Pig Killing Apparat 62
kontrolliert 82 f.
Körnli-Ei 20, 145
Kraft Foods 111
Küken 58, 93
Kunstdünger 161
Kupieren 94

L
Labskaus 43
Lamm-Bräu 101 f.
Landklasse 78
Landkost 10
Ländli-Ei 19 f., 145
Landschwein, Schwäbisch-Hällisches 85, 87 f.
Landwirtschaft, biologisch-dynamische 32 f., 170
Lang 135 ff.
Lecithin 141 ff.
Lehmann Natur 112
Lichtgehalt 30
Lidl 90
Lindan 52
LOHAS 71
Ludwig-Boltzmann-Institut 27 f.

M
Maggi 124
Manz 39
Marketing 87, 125, 130, 135, 152
Maschinenfreundlichkeit 141 f.
Massenproduktion 55 f., 92 f., 108, 151, 172 f.
Massentierhaltung 17, 22 f., 54, 81, 92, 94
Massentötung 54 f., 62, 93, 154
Massenware 112, 132
Masthilfsmittel 43
Mechanisierung 62 f.
Mehlallergie 140
mehrfach ungesättigte Fettsäuren 145
MH Bioback 141
Migros 83 f.
Milchpreise 117
Mist 58 ff.
Monsanto 145, 147 ff., 159

N
Nachhaltigkeit 105
nachwachsende Rohstoffe 158

Naturkostläden 35 f., 69 f., 129
Naturland 103, 172
Naturschutzbund 151
Naturwiese 21
Nestlé 155
Neuland 98
Niedrigpreise 91
Novartis 157
Novozymes 139
NutraSweet 148

O
ÖkoBund 101
Öko-Industrie 105, 123
Öko-Lobbyverband 98
Öko-Verordnung der EU 22, 169
Organic 25, 70, 72
Organico Instituto Biodinamico 107 f.

P
Pestizide 51 f., 69, 109, 157, 161 f.
Pfanni 127
Pfiesteria piscida 50
Pflanzenfolge 34
Pflanzengifte 50 ff., 161
Pflanzenschutzmittel 162
PIC 53
Pietrain-Schweine 53
Pinguine 52
Pioneer 161
Pioneer Energie-Management-Programm (PEP) 161
Preise 22, 86, 91, 115 f.
Produktivitätssteigerung 163
PUFAS 145
Putenmast 94 f., 97

Q
QS-Qualitätssiegel 78 f.

R
Raiffeisen-Agrargenossenschaft 156 f.
Rainforest Alliance 110 f.
Rapunzel 72, 74, 115 f., 123
Rationalisierung 117
Ratten 27, 29
Reis 65

Rewe 19, 22
Rinderwahn 42 f., 57 f., 154
RoBert's Geflügelhof 16
Rohstoffe, nachwachsende 158
Romantizismus 60, 96 f., 156
Roundup 148

S
Sauerkraut 39
Schädlingsbekämpfung 82, 109
Schimmelpilze 139 f.
Schlachthöfe 61 f.
Schwäbisch-Hällisches Landschwein 85, 87 f.
Schweinepest 54 ff., 154
Schweineproduktion 50, 53–56
Selbstmorde 161 f.
sgs Austria Controll-Co. Ges. m. b. H. 78
Soil Association 100
Soja 141 ff., 147 f.
Spar 19
Spermien 36
Spotmärkte 118
Standard Fruit 109
Stockmeyer 83
Stork 97
Sulmtaler 93
Sunshine Produce Limited 71 ff.
Sunval 75
Supermärkte 18, 22, 81, 90, 93, 99, 112 f., 118
Syngenta Agro 157, 162

T
Täuschung 18 f., 129
Teiglinge 131
Tetra Pak 103
Tiergesundheit 100
Tierzuchtgut Losten 83
Transfair 111
Transport 114 ff.
Treibhausgase 51
Trinkwasserbelastung 36, 50, 52
Truthahn-Masturbator 96
Türkei 68, 75
Tütensuppe 121, 124

U
Überschuss 158
Ukraine 156 f.
Unfruchtbarkeit 109
Unilever 88
United Fruit Company 108
UN-Menschenrechtscharta 104

V
VEG Zingst 89 f.
Vermarktung 161
Vernichtung von Lebensmitteln 158
Vitamingehalt 127 f.

W
Waschmittel 159
Welternährung 163
Welternährungsorganisation (FAO) 57, 151, 162
Weltgesundheitsorganisation (WHO) 45, 151
Welthandelsorganisation (WTO) 150
Weltklima 51 f., 147
Werbung 77, 79 ff., 110 ff., 132, 137 f., 161
WHO 45, 151
Whole Foods 70
Wiesengold Landei 93
Wiesenhof 122
WTO 150

Z
Zertifikat 110 f.
Zusatzstoffe 129, 133 f., 138

Schmeckt's noch?

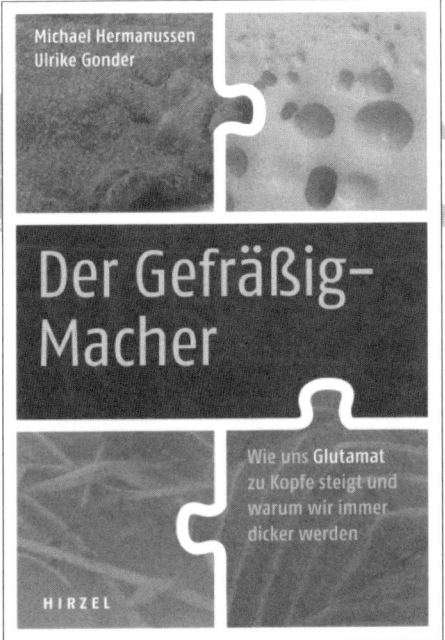
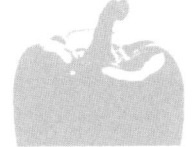

Der Gefräßig-Macher

Wie uns Glutamat zu Kopfe steigt und warum wir immer dicker werden

Von Michael Hermanussen und Ulrike Gonder
141 Seiten. 14 Abbildungen.
1 Tabelle. Kartoniert.
ISBN 978-3-7776-1570-7

Kalorien- oder Fettsparen ist der falsche Weg, um der Fettsucht entgegenzuwirken. Wichtiger ist es, den Appetit richtig zu steuern. Das funktioniert aber bei vielen Menschen nicht mehr. Einer der wichtigsten Störfaktoren ist dabei Glutamat, ein wahrer Gefräßig-Macher. Über Glutamat und Appetitsteuerung wird weltweit in Labors geforscht. Die Autoren fügen wissenschaftliche Untersuchungen wie Teile eines Puzzles zu einem Gesamtbild zusammen. Spannend, verständlich und informativ. Damit Sie auch weiterhin wissen, was auf den Tisch (und in Ihren Kopf) kommt!

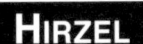

Hirzel Verlag
Birkenwaldstr. 44 · 70191 Stuttgart · Tel. 0711 25 82 0 · Fax 0711 25 82 390
E-Mail: service@hirzel.de · Internet: www.hirzel.de

Fette Vorurteile

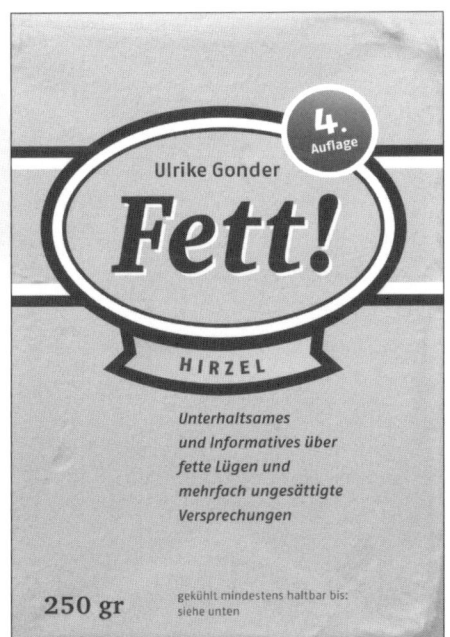

Fett!

Unterhaltsames und Informatives über fette Lügen und mehrfach ungesättigte Versprechungen

Von Ulrike Gonder
232 Seiten. 19 Abbildungen.
Div. Tabellen. Kartoniert.
ISBN 978-3-7776-1674-2

Fett ist der Feind!
So lautet das Dogma von Gesundheitsaposteln und Ernährungspropheten. Nur Fett macht fett, verkünden sie unverdrossen. Was aber, wenn dies alles bloß eine dicke Lüge ist und fettarme Kost das Leben zwar Geschmack-loser, aber nicht gesünder macht?
Ulrike Gonder räumt auf mit hartnäckigen Irrtümern. Ihr Credo: Unser Körper braucht Fett. Und: Vor Lustverzicht muss gewarnt werden.

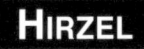 **Hirzel Verlag**
Birkenwaldstr. 44 · 70191 Stuttgart · Tel. 0711 25 82 0 · Fax 0711 25 82 390
E-Mail: service@hirzel.de · Internet: www.hirzel.de

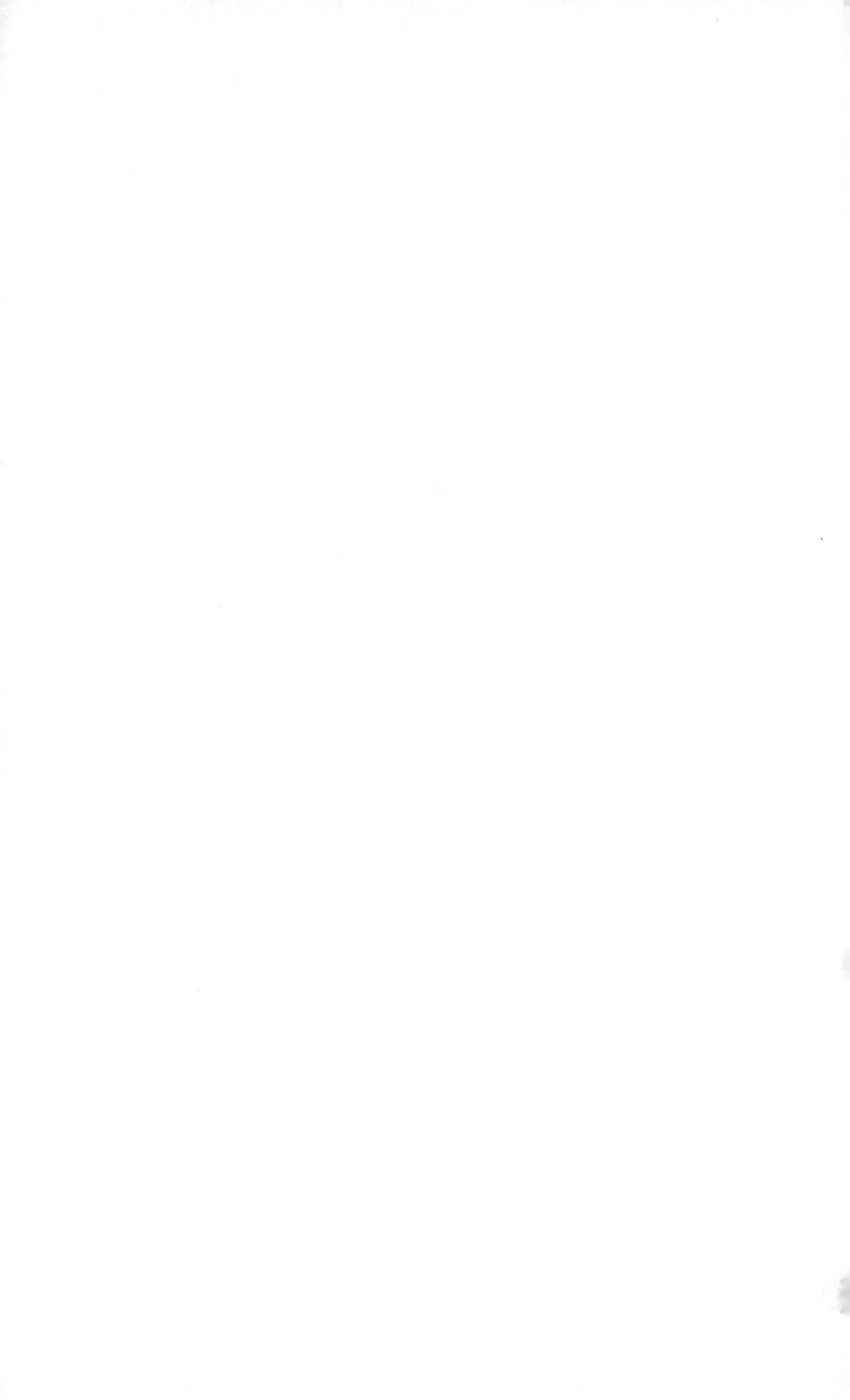